眼科手术部
设计规划及运营管理

主　审　陈传亮
主　编　宋宗明　张红梅　杨滢瑞

U0200898

郑州大学出版社

图书在版编目(CIP)数据

眼科手术部设计规划及运营管理/宋宗明,张红梅,杨滢瑞主编. — 郑州:郑州大学出版社,2022.10(2024.6重印)
ISBN 978-7-5645-9105-2

Ⅰ.①眼…　Ⅱ.①宋…②张…③杨…　Ⅲ.①眼外科手术 - 手术室 - 管理 - 研究
Ⅳ.①R779.6②R612

中国版本图书馆 CIP 数据核字(2022)第 177565 号

眼科手术部设计规划及运营管理
YANKE SHOUSHUBU SHEJI GUIHUA JI YUNYING GUANLI

选题策划	苗 萱		封面设计	陈 青
助理策划	张 楠		版式设计	陈 青
责任编辑	张 楠		责任监制	李瑞卿
责任校对	吕笑娟			

出版发行	郑州大学出版社	地　址	郑州市大学路 40 号(450052)
出版人	孙保营	网　址	http://www.zzup.cn
经　销	全国新华书店	发行电话	0371-66966070
印　刷	廊坊市印艺阁数字科技有限公司		
开　本	787 mm×1 092 mm　1 / 16		
印　张	15	字　数	348 千字
版　次	2022 年 10 月第 1 版	印　次	2024 年 6 月第 2 次印刷

书　号	ISBN 978-7-5645-9105-2	定　价	79.00 元

编委名单

主　审　陈传亮

主　编　宋宗明　张红梅　杨滢瑞

副主编　张俊梅　秦德华　王开伟　黄子旭　马淑雅

编　委　（以姓氏笔画为序）

马淑雅　王开伟　王妍妍　王晓轩　史　佩　刘　培　孙　琪
孙明伟　杜献慧　李　睿　李珊珊　李梦醒　杨滢瑞　宋宗明
张红梅　张俊梅　陈利平　罗　昊　祝　贺　姚　溪　秦德华
徐英英　黄子旭　黄永慧　裴旭星　裴欢欢

手术室(operating room / theatre,简称 OR)是为患者或伤员提供手术及抢救生命的场所,是医院最重要的一个技术部门。手术室的建设与管理又是一个系统工程。手术室对现代医院的重要性怎么强调也不为过。在科学技术迅猛发展、新设备新疗法日新月异的今天,总结当今手术室、尤其是关系到眼健康战略实施的眼科手术室的建设和管理经验,尤为紧迫和必要。河南省立眼科医院宋宗明主任医师率领一批富有经验的医生和护理精英,在百忙的临床实践工作中撰写了这部书,我相信将对眼外科和眼科手术室的发展起到积极的推动作用。

感谢近二百年来中外医师在外科手术方面的缓慢、持续的推进,才有今天的现代化手术室。回顾外科手术的发展史,止血、麻醉、抗感染,一直是手术技术发展的3个基石。19世纪40年代之前,在没有麻醉剂、输血设备的情况下,为确保手术的进行,手术过程强调的只有一个"快"字。患者靠忍,医生靠"狠"。

1846年,首例乙醚麻醉下的无痛拔牙手术由美国一位齿科医生 Willian Morton 在哈佛大学图书馆的教室内完成,由此揭开了手术室激进与发展的历史序幕。手术室的发展经历了4~5个阶段:即简易型(1846)、分散性(1937)、集中型(1966)、洁净型或数字化手术室(21世纪)。

简易型手术室是在完全自然的环境进行手术操作,没有预防感染措施的手术室。后来细菌的发现及蒸汽灭菌法的诞生(1886);洗手法建立(1887);使用灭菌橡胶手套(1890)、口罩(1897)和手术衣(1898)。这些新发现、新发明、新技术推动了手术室的发展,它们沿用至今均有100年以上的历史。1937年,在巴黎召开的万国博览会上,正式创立了现代模式(第二代)的手术室。第二代手术室为专门建造、非封闭的手术室,有供暖及通风设施,使用消毒技术。20世纪的欧洲,医院的各个病房内,开始独立配置分散的、相关的手术室。

在20世纪中期,病房开始集中化,手术室也进入了第三个时代:集中型手术室。该代手术室具有建筑分区保护和空调系统。1955年,东京大学正式开设集中型中心手术部。1961年,为解决关节置换手术高达8.9%的术后感染问题,英国髋关节置换手术医师约翰·查恩利在 Wrightington 医院发明了世界上第一个采用空气垂直流动的层流手术室,于1962年投入使用。同年,威尔斯·惠特菲尔德在美国新墨西哥州桑迪亚实验室也安装了世界上第一个高效过滤的水平层流净化装置。1963年,中央供应型手术室平面布局在美国建立。1969年,英国卫生部推荐的手术室平面布局,就是今天广泛使用的污物回收型布局的雏形。

第四代手术室,即洁净手术室,建立在现代科技基础上,相对集中、功能完全独立,既具有普遍性以应对各类手术,又充分考虑各种特殊手术的需要。

洁净手术室指采用一定的空气洁净措施,达到一定的细菌浓度和空气洁净度级别的手术室。目的是清除空气悬浮物污染对手术病人的危害,预防手术感染,提高手术成功率。

近年来,建立数字化手术室成为新型手术室的理念和实践。随着人类社会进入信息化时代,各种设备的数字化功能不断提升、优化,使设备更符合手术的需要,更适合现代手术技术和手术室操作规范。数字一体化的手术室设施可以帮助医护人员在无菌区内通过显示屏或操作平台轻易调控手术室内的所有设施,并与院内的信息网络连接,共享信息、影像,实现交互式交流。

手术室是外科领域反映医学治疗水平高度的工作环境,应满足下述要求:第一,满足外科手术需求的所有功能。第二,最大限度地保持接近无菌的环境,减少创伤感染,提高手术成功率。第三,为医务人员创造最有利的工作环境。

在手术室的建设和管理中,有多个要点需要特别关注。例如,手术室应与手术科室相接连,还要与血库、监护室、麻醉复苏室等临近。再如,手术切口感染四条途径的环节管理,即手术室的空气、手术所需的物品、医生护士的手指及患者的皮肤与术野。此外,还要求设计合理,设备齐全,护士工作反应灵敏、快捷和高效率。手术室要有一套严格合理的规章制度和无菌操作规范等。而这些问题,都在此书中有了详细的介绍和阐述。

该书的最突出特点是内容全面实用,对硬件与软件的分类和介绍齐全。在硬件方面,包括第一章的洁净手术室的设计、净化技术及手术部能源系统,第四章的眼科手术相关仪器设备,如玻璃体切除系统、超声乳化摘除系统、眼科显微镜等(此章还介绍了设备审批、使用及报废管理);第九章的眼科门诊手术室及治疗室建设等。在软件和管理方面,包括第二章的眼科相关规章制度、岗位职责及工作流程等;第三章的眼科手术感染控制管理,消毒隔离、环境卫生学监测及医疗废物等内容;第五章的眼科器械的管理、器械的回收、清洗、包装和灭菌等内容;第六章的手术配合(眼科器械配备及常见手术的配合常规)等。

该书还特别关注人才培养及相关管理规范。例如,第七章介绍手术部(室)人才培养、专业基础知识及技能、专业理论及实践能力、教学科研能力及管理能力的内涵与训练;第十章为三级综合医院评审经验总结,包括评审条款及细则,现场查阅及追踪内容等。

该书还专门设立了麻醉的章节,即第十一章。较详细地介绍了眼科麻醉相关知识,包含眼科麻醉的评估、选择、用药、管理等内容。这一方面体现了麻醉在手术过程中的重要性,另一方面也为眼科手术医生掌握或了解相关的知识和技术提供了方便。

随着科技的迅速发展及人类社会形态进入了信息化时代,该书在第八章专门介绍了手术部信息化建设的内容,包含手术信息管理、采集、存储、直播及示教等内容。

我们还可以展望眼科手术的发展趋势,包括手术设备及管理的智能化、手术机器人、微创手术、眼内药物的递送、基因与细胞替代疗法、人工视觉如视网膜芯片植入、3D打印技术等。

总之,我们正面临一个科技爆发的时代。我们需要快速的知识更新和创新。该书的出版将有助于提高眼科手术相关人员的技术水平和管理能力,更好地为眼病患者服务。此书是编者多年经验的总结,也融汇了许多专家学者及工程技术人员的智慧,在内容上推陈出新,图文并茂,涵盖面广,可读性强。尤其适用于眼科医院管理者、建设团队及临床医护人员学习和参考。

空军军医大学西京医院眼科 全军眼科研究所
2022 年 8 月 31 日于西安

前言

目前,越来越多的医院都有独立的眼科手术室,其建筑布局虽与外科手术室大致相同,但在手术间设计、医院感染控制、仪器设备及器械管理等方面均有较大差异。为适应目前眼科发展的需求,提高眼科手术相关人员的管理能力和技术水平,加快人才培养,我们编写了此书。在编写过程中,笔者总结多年经验,并请教眼科的专家学者及工程技术人员,内容上推陈出新,文字上删繁就简,以图片、表格及流程图的方式呈现,便于眼科医院管理者、建设团队及临床工作人员学习和参考。

本书共分为十一章内容,第一章主要介绍洁净手术部的设计、净化技术及手术部能源系统;第二章为眼科相关规章制度、岗位职责及工作流程等;第三章为眼科手术部感染控制管理,包括消毒隔离、环境卫生学监测及医疗废物等内容;第四章主要介绍眼科手术相关仪器设备,比如玻璃体切除系统、超声乳化摘除系统、眼科显微镜等,在此章节中,还总结了设备审批、使用及报废管理;第五章为眼科器械的管理,介绍了器械的回收、清洗、包装、灭菌等内容;第六章手术配合要点中介绍了眼科器械配备及常见手术的配合常规;第七章为手术部(室)人才培养,内容包括专业基础知识及技能、专业理论及实践能力、教学科研能力及管理能力;第八章为手术部信息化建设,包含手术信息管理、采集、存储、直播及示教等内容;第九章为眼科门诊手术室及治疗室建设;第十章为三级综合医院评审经验总结,包括评审条款及细则,现场查阅及追踪内容等;第十一章介绍了眼科麻醉相关知识,包含眼科麻醉的评估、选择、用药、管理等内容。涵盖面广,可读性强。

衷心感谢庞辰久主任、陈红玲主任、柴昌主任、李海军主任、彭海鹰主任、栗占荣主任对本书的指导、帮助、审阅及提供的宝贵图片,本书还参考了已出版的眼科及手术室相关书籍,引用了一系列文献资料,在此致以谢意! 由于编者的理论水平及工作经验有限,尽管已付出了最大的努力,经过多次的精心修改,但仍难免存在不完善之处,恳请使用和阅读本书的同仁指正,以便在今后的修订中予以完善,我们将不胜感激!

编者

2022 年 1 月 28 日

目录

第一章
手术部(室)的建设

本章内容主要介绍洁净手术部(室)及手术间的设计、空气净化参数及手术部(室)能源系统。手术部(室)的建筑布局应严格遵循卫生主管部门的要求和医院感染预防与控制的原则,并执行《医院洁净手术部建筑技术规范》的标准。

洁净手术部(室)体现了医院的设施水平、服务质量和管理水平,是现代化医院建筑的标志和发展趋势。

第一节　洁净手术部(室)

洁净手术部(室)是以洁净手术室为核心,并包括各种功能的辅助用房,自成一套体系的功能区域。洁净手术部(室)是由建筑装饰、净化空调系统、医疗设备、强弱电系统、供排水系统等方面组成。

洁净手术部(室)应用空气洁净技术,通过建立科学的人、物流程及严格的分区管理,最终达到控制微粒污染、布局合理、分区明确、标识清楚、流程合理、保证手术患者生命安全的目的。

一、手术部(室)的设计

洁净手术部(室)建筑设计要符合《医院洁净手术部建筑技术规范》,不宜设在医院的首层或顶层以及有严重空气污染、交通频繁、人流集中的环境。洁净手术部(室)在建筑平面中的位置应自成一区或独占一层,以防止其他部门人流、物流的干扰,有利于创造和保持洁净手术部(室)的环境质量(图1-1-1)。

同时洁净手术部(室)建筑规模应根据医院类型、床位数、年手术例数进行预估核定。如洁净手术部(室)手术间数按照外科系统床位数确定时,按1:(20~25)的比例计算,即每20~25张床设一间手术室,也可按以下方式计算:A=B×365/(T×W×N),式中:A是手术室数量、B是手术患者的总床数、T是平均住院天数、W是手术室全年工作日、N是平均每间手术室每日手术台数。

洁净手术部(室)走廊布局应采用洁、污双通道型,即手术部中央为一条洁净通道,所有手术间的前门朝向洁净通道,所有手术间的后门朝向污染通道,医护人员、患者以及无菌物品都在洁净通道,手术后的污染物品经污物通道运出。同时医务人员与患者入室、患者入口与患者出口均为双通道(链接 1-1-1、链接 1-1-2)。

链接 1-1-1　河南省立眼科医院手术部建筑设计平面图

链接 1-1-2　河南省立眼科医院手术部消防疏散平面图

洁净手术部(室)分为手术间和辅助用房两部分,做到分区明确,洁污分流,减少交叉感染,手术间、刷手间、无菌附属间应布置在洁净通道的周围。洁净通道供手术室工作人员及无菌器械和敷料出入,污物通道供污染器械和敷料出入。

洁净手术部(室)基本用房类型如下(手术室也可称手术间)。

1. 洁净手术部(clean operating department)　由洁净手术室、洁净辅助用房和非洁净辅助用房等一部分或全部组成的独立的功能区域。

2. 洁净手术室(clean operating room)　采用空气净化技术,把手术环境空气中的微生物粒子及微粒总量降到允许水平的手术室。

3. 洁净辅助用房(clean supporting space)　对空气洁净度有要求的非手术室的用房。

4. 非洁净辅助用房(non-clean supporting space)　对空气洁净度无要求的非手术室的用房。

5. 手术区(operating zone)　需要特别保护的包括手术台及其四边外推一定距离的区域。

6. 周边区(surrounding zone)　洁净手术室内除去手术区以外的其他区域。

洁净手术部(室)内应严格分区,即洁净区(限制区)、准洁净区(半限制区)、非洁净区(非限制区),在洁净区与非洁净区之间必须设置缓冲室或传递窗。缓冲室最小容积为 6 m³,要求面积达 3 m²,这样可有效控制洁污气流交叉,防止污染气流侵入洁净区。

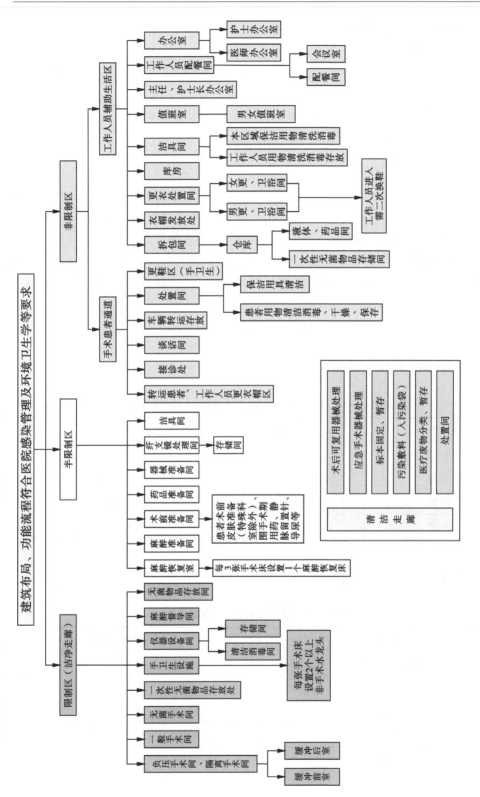

图1-1-1 手术部建筑布局、功能流程

同时手术室还应有四通道,分别如下。

1. 手术患者通道　指手术患者出入手术室的通道。

2. 医务人员通道　指手术室工作人员,包括手术医师、助手、手术室护士、麻醉医师、第三方人员等出入手术室的通道。

3. 无菌物品通道　指手术室内需要的无菌物品,如已灭菌的敷料包、器械包、一次性物品、耗材等进入手术室的通道。

4. 污物通道　指手术室使用过的污染的敷料、被服、器械、医疗垃圾、生活垃圾等进行回收运输的通道。

洁净手术部(室)护理人员应按照《专科护理领域护士培训大纲》等要求进行培训,手术室护士应具有专科护士培训证书,持证上岗,根据手术量及工作需要配备护理人员、辅助工作人员、设备技术人员等。洁净手术部(室)护理人员与手术间之比不低于3∶1。

三级甲等医院手术部(室)工作经验2年以内的护理人员占总数≤10%;洁净手术部(室)护士长具备中级及以上专业技术职务任职资格和5年及以上手术部(室)工作经验。

二、手术间的设计

每间眼科洁净手术间的建筑规模见表1-1-1。

表1-1-1　眼科洁净手术间平面规模(* 参考面积)

规模类型	净面积(m²) *	长×宽(m)
特大型	40 ~ 45	7.5×5.7
大型	30 ~ 35	5.7×5.4
中型	25 ~ 30	5.4×4.8
小型	20 ~ 25	4.8×4.2

每间眼科洁净手术间配备的基本设备见表1-1-2。

表1-1-2　眼科洁净手术间基本设备

设备名称	每间最低配置数量
天花板照明系统	1套
无影灯	1套
手术床	1台
凳子	6个
控制面板	1套

续表 1-1-2

设备名称	每间最低配置数量
医用气源装置	2 套
麻醉气体排放装置	1 套
医用吊塔	1 套
免提对讲电话	1 台
观片灯(嵌入式)	根据需要配置
保暖柜	1 台
物品柜(嵌入式)	2 个
电脑台	1 台
书写台(嵌入式)	1 块

注:可根据医疗要求调整所需设备。

　　天花板照明系统应采用多控式开关,灯管采用分层三段式,周边及手术间中央区都安装灯带,可调节手术间内灯光亮度。

　　无影灯应根据手术和手术室尺寸进行配置,宜采用多头型无影灯(图1-1-2)。

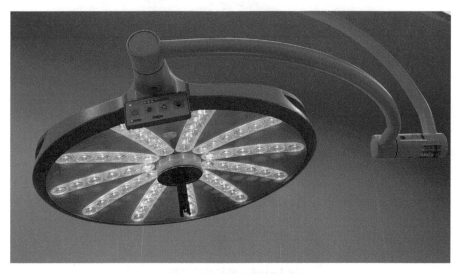

图 1-1-2　眼科手术无影灯

　　手术床应使用眼科手术专用手术床,带轮可固定,头部可调节角度,身体可固定,具有升高、降低且多段式调节体位的功能,可满足颈椎、腰椎有问题的患者使用。头端应较窄,双侧留有手术医师腿部活动区域,且配备有麻醉托盘和术中氧气吸入管道(图1-1-3)。

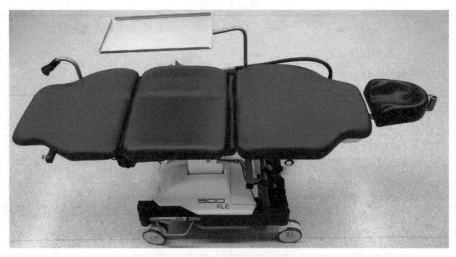

图 1-1-3　眼科手术床

凳子建议使用圆凳,可采取油压、电动或弹簧方式自行调节凳子高度,凳面为软面,有条件的医院可使用带靠背型(图 1-1-4)。

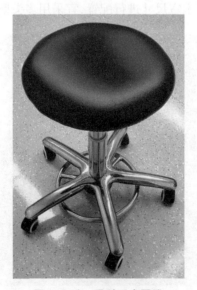

图 1-1-4　眼科手术圆凳

手术室控制面板应配备净化空调参数、负压实时监控系统、计时器、电话等功能。其中手术室计时器宜兼具麻醉计时、手术计时和一般时钟计时功能,应有时、分、秒的清楚标识,并宜配置计时控制器;停电时应自动接通自备电池,自备电池供电时间不应低于10 h。计时器宜设在墙面上方(图 1-1-5)。

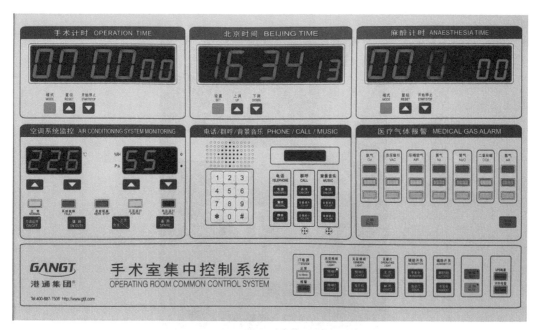

图1-1-5 眼科手术室控制面板

医用气源装置应分别设置在手术台患者头部、麻醉吊塔上或靠近麻醉机的墙上,距地高度为1.0~1.2 m,麻醉气体排放装置宜设在麻醉吊塔(或壁式气体终端)上(图1-1-6)。

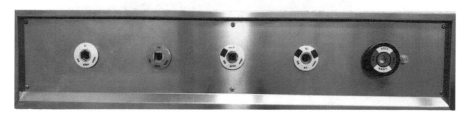

图1-1-6 眼科手术室医用气源装置

医用吊塔可根据手术间布局及需求设置在合适位置,分为3层,每层高低可以调节,上有双路气源、电源、负压装置,手术间内电源应使用双路,以备应急使用(图1-1-7)。

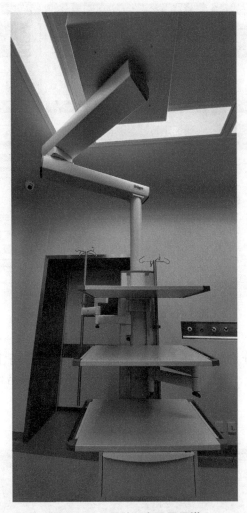

图1-1-7 眼科手术医用吊塔

观片灯联数可按手术室大小、类型配置,观片灯应设置在主刀医生对面墙上(图1-1-8)。

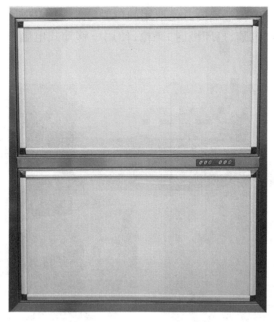

图 1-1-8 眼科手术观片灯

保暖柜应使用嵌入式,温度可自行调节,最高可达 80~90 ℃,内部可设置分层(图 1-1-9)。

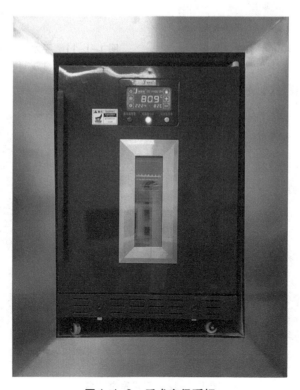

图 1-1-9 手术室保暖柜

物品柜宜嵌入手术台脚端墙内方便取用的位置(图 1-1-10)。

电脑台应配备内网电脑、打印机、扫码枪,使用可移动式电脑车或嵌入式电脑台(图 1-1-11)。

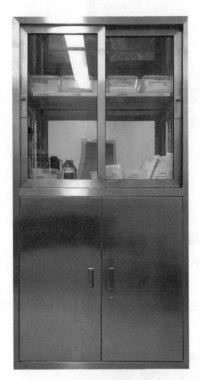 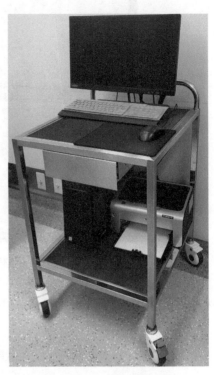

图 1-1-10　手术室物品柜　　　　　图 1-1-11　手术室电脑台

书写台应为暗装,收折起来应和墙面齐平(图 1-1-12)。

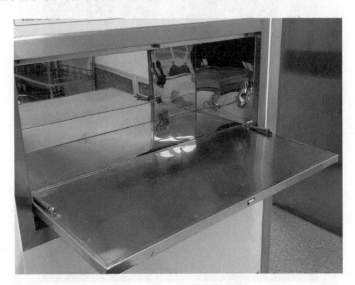

图 1-1-12　手术室书写台

对于多功能复合手术室等新型手术室可按实际医疗需要,对医疗、影像、实时转播等设备的配备进行调整(图1-1-13)。

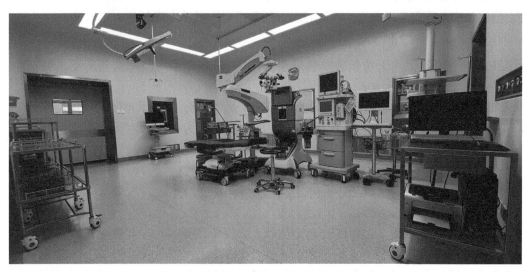

图1-1-13　眼科多功能复合手术室全景

第二节　洁净手术部(室)空气净化

一、洁净手术部(室)净化技术

洁净手术部(室)净化技术是指通过初、中、高效3级过滤来控制室内尘埃含量。初效过滤设在新风口,对空气中5 μm微粒滤除率在50%以上。中效过滤设在回风口,对手术室间回流空气中≥1 μm微粒滤除率在50%以上。高效过滤设在送风口,对新风、回风中0.5 μm微粒滤除率在95%以上。

(一)净化空气气流分型

净化空气气流分型一般分为乱流、层流、辐流、混流4种。

配备适当流速的层流使手术室内的气流均匀分布,能将在空气中悬浮的微粒和尘埃通过风口排出手术室,使手术室内空气达到一定的净化级别。层流又可分为垂直层流和水平层流。

1.垂直层流　气流垂直于地面的称垂直单向流洁净室。垂直层流就是将高效过滤器装在手术室天花板顶棚内,垂直向下送风,两侧墙下部回风。

2.水平层流　气流平行于地面的为水平单向流洁净室。在单侧面上满布过滤器进行送风。空气经高效过滤平行流经室内。

(二)洁净手术室垂直层流风速

垂直单向流的工作区截面风速按下限风速,即 0.25～0.3 m/s。眼科手术时若风速大,会使角膜水分蒸发而失水,引起角膜干燥,所以对眼科手术降低约1/3风速。

(三)洁净手术室按净化空间分型

1. 全室净化　采用天花板或单侧墙全部送风,使整个手术间都达到所要求的洁净度,是一种较高级的净化方式,但造价较高。

2. 局部净化　仅对手术区采用局部顶部送风或侧送风,只使手术区达到所要求的洁净度即可,以手术床为中心的 2.6 m×1.4 m 的范围被认为是手术室无菌要求最严格的区域。

二、手术部(室)净化级别

空气洁净的程度是以含尘浓度来衡量的。含尘浓度越高则净化度越低。根据每立方米中粒径 0.5 μm 空气含尘粒子数的多少,将洁净手术室分为 100 级(特别洁净)、1 000 级(标准洁净)、10 000 级(一般洁净)、100 000 级(准洁净)4 种。其中,数值越大,净化级别越低。

眼科手术室的空气洁净度等级为特别洁净手术室,就是常说的 100 级层流手术室。与器官移植手术、关节置换手术、心脏外科手术和脑外科手术的手术室同为空气洁净的最高级别,但眼科手术的特性与它们又有不同之处。例如,眼科的手术区,从手术床的两侧往外推每边至少 1.2 m。眼科专用手术室虽为 100 级,但由于要求集中送风面积小,对周边区只要求达到 10 000 级。送风口风速范围一般是 0.25～0.3 m/s(表 1-2-1)。

建议在建筑时采用无菌物品的传递窗,使无菌物品经洁净区的传递窗进入手术室洁净区域,以减少手术间门打开的次数,从而减少了手术部位感染(SSI)的概率。手术室还配有污染传递门(窗),使用后的器械与布类从污染传递门(窗)传递出去。这样,就建立了物品流程的单向性。

表1-2-1　洁净手术室不同净化级别适用范围

等级	手术室名称	手术切口类型	适用手术提示
100	特别洁净手术室	I	关节置换术、器官移植术,脑外科、心外科、眼科等无菌手术
1 000	标准洁净手术室	I	胸外、整形、肝胆、泌尿、肝胆胰、骨外、取卵移植及普通外科中 I 类无菌手术
10 000	一般洁净手术室	II	普通外科(除去 I 类切口手术)、妇产科等手术(III 类切口手术)
100 000	准洁净手术室	III	肛肠外科、污染类等手术

三、主要技术指标

1. 洁净度 5 级(cleanliness class 5)　环境空气中大于等于 0.5 μm 的微粒数大于 350 粒/m³(0.35 粒/L)到小于等于 3 500 粒/m³(3.5 粒/L);大于等于 5 μm 的微粒数为 0 粒/L 的空气洁净程度。相当于原 100 级。

2. 洁净度 6 级(cleanliness class 6)　环境空气中大于等于 0.5 μm 的微粒数大于 3 500 粒/m³(3.5 粒/L)到小于等于 35 200 粒/m³(35.2 粒/L);大于等于 5 μm 的微粒数小于等于 293 粒/m³(0.3 粒/L)的空气洁净程度。相当于原 1 000 级。

3. 洁净度 7 级(cleanliness class 7)　环境空气中大于等于 0.5 μm 的微粒数大于 35 200 粒/m³(35.2 粒/L)到小于等于 352 000 粒/m³(352 粒/L);大于等于 5 μm 的微粒数大于 293 粒/m³(0.3 粒/L)到小于等于 2 930 粒/m³(3 粒/L)的空气洁净程度。相当于原 10 000 级。

4. 洁净度 8 级(cleanliness class 8)　环境空气中大于等于 0.5 μm 的微粒数大于 352 000 粒/m³(352 粒/L)到小于等于 3 520 000 粒/m³(3 520 粒/L);大于等于 5 μm 的微粒数大于 2 930 粒/m³(3 粒/L)到小于等于 29 300 粒/m³(29 粒/L)的空气洁净程度。相当于原 100 000 级。

5. 洁净度 8.5 级(cleanliness class 8.5)　环境空气中大于等于 0.5μm 的微粒数大于 3 520 000 粒/m³(3 520 粒/L)到小于等于 1 112 000 粒/m³(11 120 粒/L);大于等于 5 μm 的微粒数大于 29 300 粒/m³(29 粒/L)到小于等于 92 500 粒/m³(93 粒/L)的空气洁净程度。相当于原 30 万级。

洁净手术部(室)用房分级标准见表 1-2-2。

表 1-2-2　洁净手术部(室)用房分级标准

等级	手术室名称	沉降法(浮游法)细菌最大平均浓度		表面最大染菌密度/(个/cm²)	空气洁净度级别	
		手术区	周边区		手术区	周边区
I	特别洁净手术室	0.2 个/30 min·Φ90 皿(5 个/m³)	0.4 个/30 min·Φ90 皿(10 个/m³)	5	100 级	1 000 级
II	标准洁净手术室	0.75 个/30 min·Φ90 皿(25 个/m³)	1.5 个/30 min·Φ90 皿(50 个/m³)	5	1 000 级	1 000 级
III	一般洁净手术室	2 个/30 min·Φ90 皿(75 个/m³)	4 个/30min·Φ90 皿(150 个/m³)	5	10 000 级	100 000 级
IV	准洁净手术室	5 个/30 min·Φ90 皿(175 个/m³)		5	300 000 级	

注:①浮游法的细菌最大平均浓度采用括号内数值。细菌浓度是直接所测的结果,不是沉降法和浮游法互相换算的结果。②眼科专用手术室周边区按 10 000 级要求,比手术区可低 2 级。

洁净手术部(室)主要用房技术参数见表1-2-3。

表1-2-3 洁净手术部(室)主要用房技术参数

名称	室内压力	最小换气次数/(次/h)	工作区平均风速/(m/s)	温度/℃	相对湿度/100%	最小新风量/[m³(h·m²)或次/h]	噪声dB/A	最低照度/lx	最小静压差/Pa
Ⅰ级洁净手术室和需要无菌操作的特殊用房	正	–	0.2~0.25	21~25	30~60	15~20	≤51	≥350	+8
Ⅱ级洁净手术室	正	24	–	21~25	30~60	15~20	≤49	≥350	+8
Ⅲ级洁净手术室	正	18	–	21~25	30~60	15~20	≤49	≥350	+5
Ⅳ级洁净手术室	正	12	–	21~25	30~60	15~20	≤49	≥350	+5

四、洁净手术部(室)自净

手术部(室)应制定层流设备管理制度,每半年进行1次尘埃粒子测定,报告交手术部(室)护士长。初效过滤器每月清洗1次,检测不合格时立即更换;中效过滤器每半年更换1次;高效过滤器每3年更换1次。沉降菌培养每季度1次。手术间内回风口过滤网每周清洗1~2次。

在温差大的季节及特殊地区,手术间内空调要进行调节,尽可能地保持常开的状态,维持正常的温湿度,以保护手术间内的仪器。

每日手术开始前,必须根据不同级别手术室提前开启净化空调系统。手术室空调系统的净化效果,是通过净化空调系统处理的洁净空气不断置换室内的污染空气达到的。如果不提前开启净化空调系统,短时间内手术室尚未达到所要求的洁净度,很难保证手术的洁净要求。这种提前开启净化空调系统的做法称为自净(表1-2-4)。

表1-2-4 洁净手术部(室)自净时间

等级	手术室名称	自净时间/min
Ⅰ	特别洁净手术室	≥15
Ⅱ	标准洁净手术室	≥25
Ⅲ	一般洁净手术室	≥30
Ⅳ	准洁净手术室	≥40

第三节 手术部(室)能源系统

能源管理是医院后勤管理的重要组成部分,不仅影响医院服务环境和患者体验,而且影响医院的支出和成本。医院作为重点能耗单位,做好节能工作不仅体现了医院的社会责任,而且对于降低医疗成本、促进医院可持续发展具有重要意义。

医院的能源消耗水平较高与建筑规模较大、功能复杂、设备集中、能源需求和感染控制的要求较高相关。医院在使用清洁能源和可再生能源方面存在着一定的潜力。使用太阳能、风能、生物能等,不但可以降低能源支出,减少温室气体排放,同时还可以提高医院的抗灾害能力,同时,能源的消耗对医院运行成本也影响很大。近年来,我国的医疗行政管理部门和医院管理者对能源管理越来越重视,希望通过管理手段和技术手段提高医院能源使用的效率,降低能源消耗的水平,实现节能减排的目标,促进医院的可持续发展。目前,国外医院能源管理的模式各具特色,但管理的要点大同小异。

一、能源系统管理的制度

(一)制定能源管理计划

根据能源管理的总体目标确定节能项目、实施策略、具体目标、工作周期和时限、资金投入和必要的支出、监督落实、效果评估等内容。

(二)确保设施设备处于最佳运行状态

制定设施设备的维护计划,定期校准、调试和保养,通过预防性维护降低故障率。分解任务,责任到人,确保落实。对运行维护人员进行必要的培训,建立完善的设施设备档案和维护、维修记录。运用信息技术实现对设施设备的监控,及时对设施设备的运行绩效进行评估。

(三)对能源供应的基础设施和可再生能源的使用进行评估

主要目的是确定哪些能源需求可以部分或者全部由现场的可再生能源或者储备能源来满足;提高现场产能、储能设施设备的稳定性;确定峰谷分时运行的计划;提高能源供应的弹性,应对突发事件和极端天气的干扰。

(四)定期开展能源审计

运用审计结果的权威性提高管理层的节能意识,为设施设备的升级改造以及其他节能策略的实施提供依据,争取政策支持和资金支持。

(五)强调全员参与

根据各类人员能源消耗的实际情况开展有针对性的宣传教育活动,进行必要的培训,制定相应的奖惩措施。

二、能源系统管理的具体措施

在医院所有耗能设备中,层流净化手术室空调系统的电力消耗约占医院总电耗的35%。做好医院能源管理工作,能够有效降低成本,提高能源使用效率。

(一)层流净化手术室空调系统

手术室温度长期控制在22℃,处于室内温度控制的下限,特别在夏季制冷模式下冷量需求大,增加了冷水机组电耗。另外,为了保证急诊手术的需要以及手术室内消毒物品的安全性,手术室实行空调24 h开放。

(二)空调系统的节能降耗措施

手术室是医院的关键科室,必须在确保层流净化效果的前提下,进行节能改造。

1.提高手术室空调控制水平

(1)人员意识:组织手术室全体护士和麻醉医师进行理论学习,明确层流净化手术室工作原理和环境要求,熟悉各级手术间手术适用情况。对手术医师进行层流净化手术间基本知识和操作要求的培训。

(2)手术环境的调节与维持:执行同一温湿度控制模式,各室不能大幅度调节温湿度。强调空气洁净度是必要保障条件,严格禁止在手术间抖动衣物布类,防止微粒在室间飞扬。

2.改进手术室温度参数要求 将室内温度控制要求根据不同模式细分。在制冷时间段,室内温度要求为(24±1)℃;在制热时间段,室内温度要求为(23±1)℃。这样,既可以保证手术室全年温度均控制在22～25℃,又可以根据不同模式节约能源。

3.优化空调系统运行配置 从优化运行配置方面考虑,手术室空调系统的冷源在5～10月份是冷水机组供应的冷冻水,在4月、11月是热泵机组供应的冷冻水。此外,配置专用的加湿器与除湿器,以更快捷、有效地控制室内湿度。

4.强化维修保障 有效的监测手段,是保证维修保障质量的关键。在空调过滤器前后加装压差表。

5.采用变频器对空调系统中的水泵和风机进行控制 安装变频器控制空调系统的水泵和风机,通过对冷冻水供、回水温差的采集,对冷冻水泵进行调节;通过对送、回风温差的采集,对空调风机进行调节,以达到节能效果。

6.优化冷却水处理 层流净化手术室空调系统的能耗与产生、使用、维护保养阶段均密切相关,所以对层流空调系统进行全面的诊断分析是寻找节能机会的基础。合理的运行配置可极大地减少能量浪费。对于全年运行的手术室层流空调系统,将工频风机、水泵改为变频控制,可降低系统用电量,稳定手术室内的温湿度,一举多得。安装流量计、冷量表等可使维护保养效果可视化,从而提高效率,有利于空调系统在最佳状态下运行。

7.定期对空调系统进行调试 空调在运行过程中会出现设备老化、使用人员增加、设定参数需要调整、使用者和空间变化导致负荷增加等变化,定期调试可以重新实现系统的平衡、延长设备的使用寿命、改善使用者的舒适度、减少能源的浪费。全面收集技术资料,包括制造商的产品说明、维护手册,以及空调系统的维护日志。制定预防性维护计划,内容应细化到主要部件。按照厂家的维护手册定期更换,综合考虑当地环境、室内外空气质量、水质的情况、润滑油的质量决定更换周期。

(三)照明系统的节能降耗措施

手术室一般都采用了照明自动控制系统,根据运行时段、开放情况、光照水平进行控制。应定期对控制系统的误差进行校准,根据运行情况的变化重新设定控制参数。在不影响医疗安全和功能需求的前提下,可以根据规范在 10% 的范围内对照明度进行调整。可减少灯具数量,也可降低功率,采用节能灯具。应注意保持灯具清洁。非医疗设备,特别是办公设备,如计算机、打印机、复印机、电视等,对电源没有特殊要求。采用智能接线板可以实现设备空闲时自动断开。

医院管理者应当深入开展调查研究,广泛征求一线人员的意见和建议,在认真分析、评估的基础上,确定降低能耗的策略,切实加以贯彻,并且持续改进。加强医院的能源管理,不仅是医院自身经营管理的需要,也是节约资源、减少碳排放、降低气候变化影响、保护人类生存环境的需求。

第二章

眼科手术部各项规章制度、岗位职责、工作流程

手术是疾病治疗的主要手段之一,但是手术具有有创性特点,手术过程繁杂且所需物品种类较多,任何环节工作不当均可影响手术患者的健康安全。当前,医疗水平的进步对医疗工作提出更高的要求,即在确保手术效果的同时提高患者安全性。但是,基于手术室工作场所的特殊性、患者病情的复杂性等特点,增加了医疗纠纷、事故风险。因此,制定科学合理的规章制度、岗位职责、工作流程,可以最大限度地降低差错事故的发生,为患者提供更加安全、高效的护理服务。同时完善手术室各项规章制度、岗位职责、工作流程,并将其落到实处,对于减少不良事件的发生、提升手术效果及预后、保障患者安全具有十分积极的意义。本章节以河南省立眼科医院手术室为例,制定了详细的规章制度、岗位职责、工作流程。

第一节 眼科手术部各项规章制度

一、眼科手术部质量控制管理制度

(一)建立护理质量管理小组

眼科手术部成立由科室负责人、护士长、质控人员组成的护理质量管理小组,负责眼科手术部护理质量管理目标及各项护理质量标准制定,并对眼科手术部护理质量实施控制与管理。

(二)实行三级控制与管理

眼科手术部护理质量实行科室负责人、护士长、质控人员参加的三级控制和管理。

1.病区护理质量控制组(Ⅰ级) 眼科手术部护士长及质控护士参加并负责。按照质量标准对护理质量实施全面控制,及时发现工作中存在的问题与不足,对出现的质量缺陷进行分析,制定改进措施。

2.科室护理质量控制组(Ⅱ级) 科室负责人参加并负责。每月有计划地或根据科室护理质量的薄弱环节进行检查,填写检查登记表及护理质量月报表报护理部控制组,

对于检查中发现的问题及时研究分析,制定切实可行的措施并落实。

3.护理部护理质量控制组(Ⅲ级)　每月护理部按护理质量控制项目有计划、有目的、有针对性的对眼科手术部护理工作进行检查评价,填写检查登记表及综合报表。及时研究、分析、解决检查中发现的问题。每月在护士长会议上反馈检查结果,提出整改意见,限期整改。

(三)建立眼科手术部质量控制小组

建立眼科手术部质量控制小组,由主管护师以上人员承担质量监控,护士长负责全面的质量检查工作。质控人员每月对眼科手术部环境、眼科手术部消毒隔离、眼科手术部物资管理、眼科手术部药品管理、眼科手术部器械及仪器管理、手术患者入部至出部管理等进行检查,护士长不定期抽查眼科手术部各项管理质量。

(四)监控与改进

对眼科手术部护理质量缺陷进行跟踪监控,实现护理质量的持续改进。

(五)上报与评价

眼科手术部质控组每月按时上报检查结果,眼科手术部于每月25日以前报科室负责人,科室负责人于下月5日以前汇总报护理部,护理部质检人员负责对全院检查结果进行综合评价,填写报表并在护士长例会上反馈检查评价结果。

二、手术安全核查制度

(一)基本要求

手术安全核查是由手术医师、麻醉医师、手术室护士共同参与,分别在麻醉实施前、手术开始前和患者离开手术室前,同时对患者身份和手术部位等内容进行核查的工作。核查结果由麻醉医师、手术医师和手术室护士三方共同确认签字。

(二)实施手术安全核查的内容及流程

1.麻醉实施前　由麻醉医师主持,麻醉医师、手术医师、手术室护士三方按《手术安全核查表》中内容依次核对患者身份(姓名、性别、年龄、住院号)、手术方式、知情同意、手术部位与标识、麻醉安全检查、皮肤是否完整、术野皮肤准备、静脉通道建立、患者过敏史、抗菌药物皮试结果、感染性疾病筛查结果、术前备血情况、假体、体内植入物、影像学资料等其他内容,由核查三方共同核查确认。

2.手术开始前　由手术医师主持,手术医师、麻醉医师和手术室护士三方按上述方式,共同核查患者身份(姓名、性别、年龄)、手术方式、手术部位与标识,并确认风险预警等内容。手术物品准备情况的核查由手术室护士执行并向手术医师和麻醉医师报告。

3.患者离开手术室前　由手术室护士主持,手术护士、手术医师和麻醉医师三方按上述方式,共同核查患者身份(姓名、性别、年龄)、实际手术方式,清点手术用物,确认手术标本,检查皮肤完整性、动静脉通路、引流管,确认患者去向等内容。

4.签名　三方核查人确认后分别签名。

(三)术后清点与记录

手术结束后巡回护士负责对患者术中所用血液、器械、敷料等物品进行及时清点核查,手术巡回护士和手术器械护士共同核查签字并完成《手术清点记录》。手术清点记录内容包括患者姓名、住院号(或病案号)、手术日期、手术名称、术中所用各种器械和敷料数量的清点核对、签名等。

(四)适用范围

本制度适用于各级各类手术,其他有创操作应参照执行。

(五)检查步骤

手术安全核查必须按照上述步骤依次进行,每一步核查无误后方可进行下一步操作,不得提前填写表格。

(六)术中用药的核查

术中用药的核查:由手术医师或麻醉医师根据情况下达医嘱并做好相应记录,由手术室护士负责核查。

(七)实施与改进

手术科室、麻醉科与手术室负责人是本科室实施手术安全核查制度与持续改进管理工作的主要责任人。由主要责任人主导推进该制度的落实与完善。

(八)监督与管理

医院医务部、护理部等医疗质量管理部门应根据各自职责,认真履行对手术安全核查制度实施情况的监督与管理,提出持续改进的措施并加以落实。

(九)检查记录并归档保存

《手术安全核查表》应归入病案中保管,手术病历无手术安全核查表视为不合格病历(单项否决),将对主管医师按不合格病历的相关规定进行处理。

(十)建立交接班制度

病房与手术室之间要建立交接班制度,并严格按照查对制度的要求进行逐项交接。

三、眼科手术部交接班制度

1. 接班者提前 10～15 min 接班。
2. 交班者于交班前认真、详细书写交班报告,并进行详细的交班。
3. 交班者于交班前完成本班工作,若未完成工作时,应说明原因,请接班者继续完成。
4. 接班者认真听取交班内容并查看有无异常。
5. 凡因交接不清所出现的问题由接班者负责,未交接清楚前交班者不得离开岗位。
6. 交班内容如下。
(1)手术情况:生命体征、输液、输血、特殊用具、药物使用情况等应分别交接清楚。
(2)物品交接:对器械、用物进行清点交接,核查仪器是否运行良好等。

四、眼科手术部患者安全管理制度

1. 严格执行查对制度,术中物品认真查对,及时、准确记录。

2. 有手术患者身份识别制度并能认真落实。有患者身份识别腕带,并能正确佩戴。

3. 在麻醉、手术开始实施前,实施暂停程序,由手术医师、麻醉医师、巡回护士执行最后确认程序后,方可开始实施麻醉、手术。

4. 术中用约束带固定肢体,松紧能容纳 2 横指为宜,防止坠床、压伤等。

5. 按要求准备手术用物,严格进行器械、敷料清点并有详细记录。做好各种意外的抢救准备工作。

6. 定期检查和维护接送患者的平车,安全运输患者,防止摔伤、撞伤等。

7. 患者体位放置舒适、安全,固定牢靠,按操作规程使用电外科设备,防止皮肤完整性受损。

8. 术中用药、输血严格执行查对制度,密切观察患者有无不良反应。

9. 各种易燃易爆物品妥善放置,设专人管理,定期检查。

五、眼科手术患者身份识别制度

1. 准确识别患者身份,严格执行查对制度,至少同时使用姓名、性别、住院号 3 种方式确认患者身份。

2. 建立使用"腕带"作为识别标识制度,在麻醉前、切皮前由麻醉医师、手术医师、眼科手术部护士三方认真核对患者腕带信息,准确确认患者的身份及手术部位。

3. 腕带字迹要清晰规范,准确无误,项目包括:病区、床号、姓名、性别、年龄、住院号、医院名称。

4. 术后由手术医师及护士根据腕带信息将患者准确无误、安全送回病房,与病房护士共同完成交接工作。

六、眼科手术患者转科、交接、登记制度

1. 择期手术　术日晨眼科手术部护工持巡回护士打印好的手术患者接送单到病区,与病房护士再次核对各项信息无误后,由病房护士在手术患者接送单上签字后,方可接手术患者进入眼科手术部。

2. 急诊手术　转入时,先电话通知眼科手术部,同时送手术通知单,眼科手术部工作人员持手术患者接送单及时接患者,并签字确认。

3. 手术结束后　将手术患者送回病房时,应与病房护士进行手术患者的意识、各项生命体征、药品、血液制品、空血袋、影像资料、病历、患者衣物的交接,并在手术护理记录单上签字确认。

4. 交流障碍等患者的交接　对新生儿、意识不清、语言交流障碍等患者,凭腕带、病

历等信息和病房护士进行交接核对,并在手术护理记录单上签字确认。

七、眼科手术部感染预防与控制管理制度

(一)健全感染监控领导小组

领导小组由科主任、护士长、层流维护工程师和感染监控护士组成,负责制定工作制度和质量标准。

(二)严格人流、物流管理

1. 洁、污流程严格区分　设立无菌物品通道、手术工作人员通道、患者通道和污物通道,以保证洁净眼科手术部空气的洁净度及手术流程的需要。

2. 严格划分无菌、急诊和感染手术间　负压手术间靠近污物通道,有侧门、缓冲间和双重隔离门,以便于隔离和消毒。特殊感染手术必须在感染手术间(或负压手术间)进行。

3. 严格控制各类人员进出　每台参观人数不超过 3 人。

4. 严格着装管理要求　按规定穿戴眼科手术部专用衣裤、鞋帽、口罩等,确保自己衣服和头发不外露。

(三)净化运行状态管理

巡回护士术前 30 min 将净化空调开关打开,手术结束 30 min 后调整为值机状态。

(四)强化卫生清洁管理

每日手术前及每台手术后手术间内物体表面用消毒湿巾擦拭,每周彻底清扫 1 次。

(五)禁止频繁开启手术间门

手术过程中保持前门、后门关闭状态,以避免频繁开关门时空气流动造成污染。

(六)物品管理

1. 手术间定位管理　洁净手术间固定的物品应定位放置,禁止来回搬动。

2. 医疗用物进入手术间管理　设备、物品进入洁净眼科手术部前应安装完毕,擦拭干净。所有一次性无菌物品在进入洁净区前,应打开外包装箱再发送至各个手术间和无菌间。

(七)洁净眼科手术部的维护

设层流专职维护操作人员,操作人员应熟悉并遵守设备规定的保养标准,负责完成洁净手术间的日常管理和维护。

(八)定时监测与灭菌

每季度做 1 次环境卫生学监测,包括空气、物表、工作人员手、高压灭菌物品、消毒液等。

八、眼科手术部药品管理及安全使用制度

1. 专人管理,定期申请领取、盘点、统计。

2. 静脉用药与外用药及剧毒、腐蚀性药分开放置。标签醒目、清楚,符合品种规定。

3. 每周检查所有药品、液体,若发生变质、过期应及时更换。

4. 所有药品应有药品商品名、规格、批准文号、注册商标、生产企业、生产批号、有效期、剂量、浓度等。

5. 严格遵守操作规程,认真执行三查七对制度。在执行口头医嘱时向医师复述,确认无误后方可执行,保留安瓿以备查对。

6. 检查并确认药物质量及有效期,多种药物联合应用时,注意药物配伍禁忌。

7. 眼科手术部护士必须了解眼科手术部各种外用消毒剂的用法、有效浓度、达到消毒的时间及对人体和物品有无损害等特点,根据患者的状况及眼科手术部位的不同,指导手术人员正确使用。

九、眼科手术部外来器械管理制度

1. 使用经过招标的,经过医院正规途径进入的器械公司产品。

2. 手术所需的植入物以及植入性器械提前送到消毒供应中心,留有足够的清洗、灭菌时间。

3. 所有器械均严格按相关清洗流程认真清洗,按规定包装登记,放置第五类化学指示卡。

4. 手术开始前了解快速生物学监测情况,检查第五类化学指示卡并进行登记。

十、眼科手术部一次性无菌物品管理制度

1. 一次性无菌物品必须是通过医院采供处进入眼科手术部的物品,证件齐全,符合国家规定。

2. 一次性无菌物品使用应依照灭菌日期的先后顺序使用,所有一次性无菌物品应存放在通风干燥的地方,外包装一律不得进入手术区。

3. 为保证眼科手术部的清洁、无菌及手术质量和有序、正规化的管理,眼科手术部内使用的一次性无菌物品均由眼科手术部统一领取、保管,各临床医师不得夹带手术物品进入眼科手术部。

4. 一次性无菌物品只能给一个患者使用,不得反复使用。

5. 一次性无菌物品应经常检查,防止破损和过期。

6. 一次性物品使用后必须按照国家要求进行消毒、毁形等方式处理。不得随意丢弃,以免造成污染。

7. 为加强环境保护,应尽量使用可以反复灭菌的器械,减少一次性物品的使用。

十一、眼科手术部可复用手术物品管理制度

1. 手术器械按清洗消毒技术操作规范(WS 310.2—2009)执行。

(1)按器械材质、形状、特性进行分类,评估器械物品污染种类及程度以选择合适的清洗剂。

(2)分类后进入清洗阶段,手工清洗包括冲洗、洗涤、漂洗、终末漂洗、消毒、干燥6个步骤;机洗选择正确的清洗程序,不得随意更改经评估确认的标准程序。

(3)核对器械种类、规格、数量,准确无误地选择合格的包装材料进行包装、灭菌。

2. 无菌物品掉落地上或误放到不洁处应视为被污染,需重新处理。

3. 将灭菌后物品分类放置在无菌物品存放间的柜或架子上,注意按灭菌时间先后顺序摆放。

4. 物品存放架应距地面高度为 20~25 cm,离墙 5~10 cm,距天花板 50 cm;物品放置应固定,设置标识。

5. 存放区达到相应环境标准时(相对湿度<70%,温度<24 ℃),纺织品材料包装的无菌物品有效期为 14 d;一次性纸袋包装无菌物品有效期为 1 个月;一次性皱纹纸、无纺布、纸塑袋以及硬质容器包装的无菌物品,有效期宜为 6 个月。

十二、眼科手术部感染手术管理制度

1. 急诊手术、感染手术应严格按照标准预防的隔离原则,严格执行无菌操作和职业防护,对患者的血液、体液及被血液体液污染的物品均视为有传染性,必须采取防护措施。

2. 感染手术患者手术通知单上应注明感染情况和隔离要求,特殊感染患者术后器械及物品双消毒,标本按隔离要求处理。

3. 手术过程中严格控制血液、体液的污染扩散,一旦污染立即用 500 mg/L 含氯消毒液进行消毒和局部清洁。手术结束后,用 1 000~2 000 mg/L 含氯消毒液对手术间地面、物体表面进行彻底清洁。

4. 注意个人防护,必要时穿隔离衣、鞋,戴防护镜等。

5. 使用后的锐器放入耐刺防渗透的利器盒内,防止利器损伤。

6. 禁止将使用后的一次性针头复帽,禁止用手直接接触用后的针头、刀片等锐利器具。

十三、眼科手术部病理标本管理制度

1. 用专用标本袋存放,标识清楚,注明患者姓名、住院号、科别,标本名称、数量、取材部位,手术医师姓名。

2. 标本中装入 10% 中性福尔马林溶液(溶液要没过标本,溶液容积为标本体积的

3倍）。使用前必须仔细核对固定液再倒入。

3. 术后与手术医师当面清点核对,并与病理标本检查单核对后在标本登记本上登记、签名,注明标本离体时间和固定时间,精确到分钟。

4. 感染性疾病的标本应双层双封口密闭存放、交接。

5. 若标本做冰冻切片病理检查时,巡回护士应立即将标本交与送检者,当面交病理科负责人员。

6. 由送检护士与病理科接收标本人员共同查对标本、申请单、登记本,做好三查对。

7. 标本运送途中,应密闭、稳当,防止标本混淆。

8. 遇到意外情况,要及时向护士长和病理科主任汇报。

十四、眼科手术部职业暴露防护制度

1. 手术人员进行有可能接触患者血液、体液的诊疗和护理操作时必须戴手套,操作完毕,脱去手套后立即洗手,必要时进行手消毒。

2. 医务人员清洗器械的过程中应当戴手套、具有防渗透性能的口罩、防护眼镜和穿戴具有防渗透性能的隔离衣或者围裙。

3. 医务人员手部皮肤发生破损,不能参加手术中的器械配合工作,在进行其他护理操作时必须戴双层手套。

4. 使用后的锐器应当直接放入专用利器盒,禁止用手直接接触使用后的针头、刀片,禁止回套针头套,以防锐器伤。

5. 医务人员发生职业暴露后,应当立即实施以下局部处理措施。用肥皂液和流动水清洗污染的皮肤,用生理盐水冲洗黏膜。如有伤口,应当在伤口旁边轻轻挤压,尽可能挤出损伤处的血液,再用肥皂液和流动水进行冲洗,禁止进行伤口的局部挤压。

6. 医务人员发生职业暴露后,到预防保健科进行评估和用药,并上报医院感染科。

7. 对发生职业暴露的医务人员应当进行预防性用药。如疑为乙型病毒性肝炎、丙型病毒性肝炎暴露,应在24 h内查乙型病毒性肝炎、丙型病毒性肝炎抗体。如疑为人类免疫缺陷病毒（HIV）暴露,预防性用药方案分为基本用药程序和强化用药程序。预防性用药应当在发生HIV职业暴露后尽早开始,最好在4 h内实施,最迟不得超过24 h,即使超过24 h,也应当实施预防性用药。

8. 在发生职业暴露后,应当在暴露后的第4周、第8周、第12周及6个月时对HIV、乙型病毒性肝炎、丙型病毒性肝炎等抗体进行检测,对服用药物的毒性进行监控和处理,观察和记录HIV感染的早期症状等。

十五、眼科手术部卫生清洁制度

1. 眼科手术部卫生工作均应采用湿式清扫。

2. 每日晨擦拭手术间高倍镜、无影灯、器械车、手术床表面1次。每台手术后应对手术台及周边至少1.0~1.5 m范围的物体表面进行清洁消毒。

3. 每日清洁限制区走廊 2 次。

4. 每周对手术间的门、窗及内部各用物进行大清扫,并用消毒剂擦拭墙面及其他物品表面。

5. 接送患者采用交换车,按照规定清洁并更换被服。

6. 所有进入限制区的物品、设备,均应拆除外包装、擦拭干净方可推入。

7. 感染性疾病后,应按照《传染病疫源地消毒卫生标准》进行终末消毒,洁净手术间自净时间不少于 30 min。

十六、消毒隔离制度

1. 严格遵守医院感染管理的各项规章制度。

2. 手术应按照先一般患者后感染患者依次进行;发现特殊感染或传染病患者,按有关规定实行隔离措施。

3. 对传染病患者,按传染病的有关规定实行隔离,并采取相应消毒措施。各种消毒剂的使用应严格遵循厂家使用说明书。

4. 患者手术结束后,环境及物品应进行终末消毒处理。物表及地面应擦拭消毒,可采用 500 mg/L 的含氯消毒液(或依据官方发布的传染病病原体特性及消毒要求使用其他种类消毒剂)擦(拖)拭。

5. 特殊感染手术应等细菌培养结果检测出合格后方可开展。特殊感染手术患者的医疗废物应标注感染,手术器械应按要求处理。

6. 加强医务人员手卫生,严格按照手卫生指征实施手卫生,正确进行外科手消毒。严格无菌技术操作,并做到医护人员为患者进行有创性诊断、治疗、操作时,应戴医用外科口罩、一次性乳胶或无菌手套;一人一用一废弃。

7. 严格遵守《医疗机构消毒技术规范》(WS/T 367—2012)的要求,进入人体组织、器官、腔隙,或接触人体破损皮肤、破损黏膜、组织的诊疗器械、器具和物品应进行灭菌;接触完整皮肤、完整黏膜的诊疗器械、器具和用品应进行消毒。可重复使用的医疗器具和物品,用后应交由医院消毒供应中心统一清洗、消毒、灭菌,严禁在不具备清洗、消毒、灭菌条件的情况下自行处理。

8. 可重复使用的呼吸机螺纹管、面罩及湿化罐、口咽通道、吸氧连接管、氧气湿化瓶及通气管、吸氧头罩、简易呼吸器(呼吸气囊及附件)等,必须做到一人一用一消毒,用后交由医院消毒供应中心统一清洗消毒处理。

9. 压力蒸汽灭菌、低温灭菌(环氧乙烷灭菌、过氧化氢低温等离子灭菌等)、消毒及清洁的器具、物品须分类、分柜、分层按失效期顺序存放;有效期内使用。

10. 地面应湿式清洗,保持清洁;当受到患者血液、体液等明显污染时,先用吸湿材料去除可见的污染物,再清洁和消毒;拖洗工具应分区使用,使用后先清洗干净,在 500 mg/L 含氯消毒液中浸泡 30 min,冲净消毒液,晾干备用。

十七、医疗废物管理制度

1. 医疗废物暂时储存处应设有明显的医疗废物警示标识。

2. 专人管理,防止非工作人员接触医疗废物;认真执行各项安全措施,防止渗漏。

3. 禁止将医疗废物混入其他废物和生活垃圾,禁止转让和买卖医疗废物。

4. 手术部医疗废物分为 5 类:感染性医疗废物、损伤性医疗废物、病理性医疗废物、化学性医疗废物、药物性医疗废物。

5. 正确使用利器盒,2/3 满时密封容器口,置于指定暂时贮存点由专人统一回收处理。

6. 手术部产生的医疗废物及患者排泄物按感染性医疗废物处理,装入黄色专用医疗垃圾袋中,有效封口,由专人统一回收处理。感染患者及急诊产生的医疗废物要求使用双层防渗漏污物袋,外贴感染标识。

7. 病理性医疗废物。如胎盘及切除的人体组织器官(不需做病理检查者),装入包装袋内有效封口置于暂时存放点,交太平间工作人员回收焚烧处理。

8. 医疗废物运送人员每日从科室暂时储存处将分类的医疗废物送至焚烧炉统一焚烧,并登记医疗废物的种类及数量。

9. 医疗废物转交后,由工人对暂时储存处进行清洁消毒。

10. 专职人员必须按制定时间、路线,并使用专用密闭运输工具,收集、运送医疗废物。

11. 认真执行登记制度,收集医疗废物及时登记,登记内容包括:医疗废物的来源种类、重量或数量、交接时间、最终去向以及经办人签名等项目,并保存登记资料至少3 年。

12. 收集的医疗废物不能外流、泄漏、扩散,只能交给指定的医疗废物集中处置单位,进行焚烧处理。

13. 地面及摆放架使用 1 000～2 000 mg/L 含氯消毒液刷洗,再用清水冲洗干净。

14. 专职人员在收集或运送医疗废物时,要穿防护服,戴口罩、帽子、一次性手套,穿胶鞋。

第二节 眼科手术部岗位职责

一、眼科手术部护士长岗位职责

1. 在科主任及科室负责人的领导下,按照工作职责,负责手术室业务、教学、科研和管理工作。

2. 负责手术室工作计划和质量监控方案的制定、实施、检查、总结和持续质量改进以及绩效考核。

3. 根据手术工作量,合理安排护士班次,科学分工,弹性排班,分层使用,密切配合医生完成手术。督促检查进入手术室人员认真执行各项规章制度和技术操作常规,严格无菌技术、查对制度和交接班制度,预防事故、差错。

4. 负责手术安全目标的监督管理,认真指导护理人员做好各种手术配合和抢救工作。

5. 负责组织专科业务学习和技能考核,组织开展新业务、新技术和科研工作。

6. 检查督促所属人员做好消毒、灭菌工作,每季(月)度进行空气、物品表面及手术人员手术细菌培养,监测消毒、灭菌效果,预防医院感染。

7. 负责手术室日常管理,保持各手术间清洁、整齐、肃静和正常工作秩序。

8. 负责安排进修、实习生的培训。

9. 掌握本科室人员的思想、业务能力和工作表现,提出考核、晋升、奖罚和培养使用意见。

10. 负责手术部的资产管理和报损工作,对一次性耗材的用量进行预算,加强成本管理。指定专人管理各类物品、仪器设备,贵重、精密器械应建立设备档案,定期清点,定期维修,用后登记。

11. 认真执行上级和医院廉洁自律、文明行医的相关规定,实行优质服务。

二、眼科手术部各岗位人员工作职责

手术室是外科治疗抢救的重要场所,为了提高手术室整体护理质量,保障手术安全、高效、顺利进行;提高手术室护士的专业技术水平及手术配合质量;同时,也是为了给患者提供优质的护理服务,对照护理部护士分层级使用及管理规定,对不同年资、不同职称的手术室护理人员制定不同的岗位职责,制定了详细的培训计划。各层级护士基本条件如下(表2-2-1)。

表2-2-1　各层级护士基本条件

N0～N4 层级护士基本条件		
层级划分	等级	基本条件
N0	N0A	试用期护士(未与医院签订劳动合同)
	N0B	与医院签订劳动合同后,工作不满1年护士
		工作满1年以上,未取得职业资格或注册执业地点不在本院的护士
N1	N1A	工作满1～2年护士
	N1B	工作满1～2年护师
	N1C	工作满3～4年护师

续表 2-2-1

层级划分	等级	基本条件
		N0～N4 层级护士基本条件
N2	N2A	工作满 5～6 年护师或工作满 1～2 年主管护师
	N2B	工作满 3～4 年主管护师
	N2C	工作满 5～6 年主管护师
N3	N3A	工作满 7～8 年主管护师
	N3B	工作满 8～10 年主管护师
N4	N4A	工作满 11 年主管护师
	N4B	副主任护师及以上,无工作年限限制

（一）N4 岗位职责

1. 在护理部和手术室护士长领导下,负责指导本科室护理业务技术、教学和科研工作。

2. 协助指导本科室组织的护理查房,了解国内外专科护理前沿及发展动态。

3. 协助护士长制订本专科护理工作指引,完善专科护理工作标准、护理质量评价标准等。

4. 具有对麻醉复苏期意外事件及手术室突发事件的处理能力,指导下级护士抢救危重症患者。

5. 掌握术中各种安全隐患及防范措施,能预见并及时消除术中各种安全隐患,参与制订并修改各种应急预案、各级人员岗位职责及工作细则。

6. 发挥助手和参谋作用发现问题及时向护士长汇报,提出改进意见,杜绝差错事故的发生。

7. 针对新的、常用的专科手术仪器的应用与保养组织培训,针对手术安全与核对制度、手术部位的标识制度组织培训。组织护理学术讲座,检查围手术期护理质量。

8. 制订职业安全防护工作流程,进行护理经验总结,撰写护理专著和论文。

9. 协助制订本科室分层次教学计划,组织并参加具体教学活动。

10. 遇有突发事件发生,根据手术患者病情的轻重缓急,合理调配人力资源及手术间。

11. 及时了解学科发展动态,向护士长提供信息资料和管理建议。

（二）N3 岗位职责

1. 在护士长领导和高层级护士的指导下进行工作。

2. 负责完成科室的各项护理工作,担任重大手术的配合工作及承担难度较大的护理技术操作,解决护理疑难问题,协助护士长抓好内部管理。

3. 协助护士长组织新业务、新技术的学习与研讨,并担任专科组长的工作,提升专科护理水平、参与护理质量管理工作。

4. 熟练掌握各类抢救技能操作,在突发事件及急重症患者救治中发挥重要作用。

5. 学习并运用护理先进技术,开展新业务、新技术和护理科研,总结经验,撰写学术论文。

6. 能较好的独立承担临床教学工作,担任新入职护士及进修护士的指导老师,承担专科护士、进修护士及实习护士的临床带教及临床实习工作,组织小讲课、出科考试及鉴定。

7. 实施循证护理,提供专科领域的信息及建议。

8. 参与省、厅级科研课题,在上级护士的指导下开展护理科研及撰写护理论文。

(三)N2 岗位职责

1. 在护士长领导和高层级护士指导下进行工作。

2. 能指导低年资护士执行环境管理要求,能对进出手术室的人员与物品进行监督与管理,能按要求进行手术间的设备与物品配置的管理。

3. 能掌握各科重大、复杂手术的消毒范围、手术切口、手术步骤及相关解剖知识,能独立完成各科重大、复杂手术的器械护士工作。

4. 能完成特殊感染手术术前准备、术中隔离管理、术后物品处理及指导保洁员对手术间环境进行处理,能指导低年资护士正确完成消毒灭菌卫生学监测的工作。

5. 能对手术患者术中可能出现的各种风险情况进行评估,并采取相应的防护措施。

6. 按照各项急救技术及急救流程,配合手术中各种意外情况的处理。

7. 担任专科手术配合组组长,负责该组的行政业务协调供应和改进工作,不断提高手术配合质量。

8. 全面掌握各专科手术配合,熟练掌握各专科的各种仪器设备及器械的使用。

9. 参与护理技术管理和安全管理工作,严格落实无菌技术操作和查对制度,预防差错事故和医院感染发生。

10. 担任进修、实习护士带教任务,指导进行手术间的清洁整理工作。担任新业务、新技术的手术配合,参与科研工作,撰写护理论文或经验总结。

(四)N1 岗位职责

1. 在护士长领导和高层级护士指导下进行工作。

2. 参加护理临床实践,熟悉专科护理理论,掌握操作技术,圆满完成各项工作任务。

3. 参与本科室护理技术管理和安全管理工作,防止差错事故发生,不断提高手术护理质量。

4. 参加护理人员在职业务学习,掌握新业务知识和技术操作,不断提高业务和技术水平,积极参与科研,撰写护理论文或经验总结。

5. 担任器械护士和巡回护士工作,负责术前准备、术中配合和术后整理及手术标本的留取、保管和送检。

6. 严格落实无菌技术操作和查对制度,监督参加手术人员的无菌操作,严防医疗事故的发生。

7. 指导实习护士及保洁员的工作,协助配合新业务、新技术的开展,认真撰写笔记。

(五)N0 岗位职责

1. 在护士长领导和高层级护士指导下进行工作。

2.尽快熟悉工作环境和工作流程,了解和掌握手术室各项规章制度。

3.认真执行各项规章制度、岗位职责和护理技术操作规程,未获得执照的试用期护士应在上级护士的指导下完成各项治疗及护理工作。

4.落实优质护理服务,为患者提供全程、全面、专业化的护理服务。

5.落实患者安全目标,密切观察患者病情变化,发现异常情况及时报告并处理。

6.学习和掌握术前准备、术中配合和术后整理及手术标本的留取、保管和送检。

7.了解手术室各种应急情况的处理,常用急救药物的作用原理及药物名称、使用剂量。

8.做好手术间终末处置工作,并指导保洁员做好卫生、消毒工作。

9.按要求完成规范化培训与考核。

三、值班人员工作职责

1.值班人员保持电话畅通,同时将联系方式发至工作群中。

2.遇急诊手术时提前30 min到岗。

3.接手术通知单后前往病房接手术患者。

4.准备手术所用器械、敷料、所需物品。

5.坚守工作岗位,保障患者安全。

6.术毕及时处理器械及手术间,做好终末处置。

7.离开手术室前检查水、电、气、电灯开关、空调开关以及各个门是否安全、锁好。

8.认真书写护理交接班记录本。

9.如遇突发事件,在保障患者安全的前提下,第一时间向护士长、护理部值班护士长、总值班上报。

四、巡回护士工作职责

1.手术前仔细阅读病历,了解患者病情或并存疾病,身体、心理状况及静脉情况;主动要求患者或者家属陈述其姓名、性别等,并共同核对手术部位标记及腕带;给予心理支持。

2.备好手术所需物品、器械、仪器和各种设备,并认真检查。确保物品完好、适用、清洁,做到心中有数,充分准备,主动配合。

3.患者入手术室后,主动安慰患者,减轻患者心理恐惧并认真查对患者的病区、床号、姓名、性别、年龄、住院号、手术间号、手术名称和部位、时间及腕带;认真清点所带物品、药品、X射线片;再次检查手术野备皮及全身皮肤情况,核实患者有无假牙、发卡及贵重物品。如有异常及时报告并妥善处理。发现患者携带贵重或特殊物品(戒指、项链、义齿等),应取下交家属保管。同时做好麻醉前的心理护理提高患者的安全度和满意度。

4.执行手术三方核查和手术风险评估制度。与麻醉医师、手术医师共同核对患者身份、手术部位、手术方式、手术部位标记等内容,根据医嘱进行输液、用药。

5.根据手术需要摆好体位,固定肢体,正确使用高频电刀,将负极板放于肌肉丰厚处

（如大腿、臀部），保证患者的皮肤无直接接触手术床的金属部分，防止烧伤。调节灯光，充分暴露手术野。禁止对患者不必要的暴露，保护患者受压部位。注意保暖，确保患者安全、舒适。

6. 手术开始前，巡回护士与器械护士共同清点器械、敷料等数目，并记录在手术护理记录单上。关闭体腔或深部组织以及缝合至皮下时再次清点复核。

7. 连接各种仪器电源、吸引器，帮助手术人员穿手术衣，摆放脚踏，安排手术人员就位。

8. 坚守工作岗位，不得擅自离开手术间，保证手术物品供应。负责调节手术间温度、湿度、照明、噪声等物理环境达标，保持室内整洁安静。

9. 负责手术间人员管理，安排各类人员就位，检查督促手术间人员严格执行无菌技术和操作原则，控制参观人员人数，如有违反及时纠正。

10. 做好护理观察，包括患者病情变化、出血情况、手术体位情况、用药、输液、输血情况和反应，以及手术间各种仪器设备的正常运转情况，发现异常及时处理。手术时间较长时在不影响手术的情况下应每小时按摩患者骨突部位，防止压疮发生，确保手术安全。

11. 术中要关心爱护患者，保护隐私，注意保暖。非全身麻醉患者，应加强言语沟通，安抚患者，做好患者心理工作。

12. 协助器械护士保管或处理标本。迅速妥善处理快速冰冻标本，及时送病理科，并注意将病理报告及时告知医师。

13. 协助手术医师包扎伤口，并与主管医师共同检查受压部位皮肤情况，认真记录。清点患者所带物品，放于平车上，随同全身麻醉患者送回病房与值班护士交班。

14. 保证手术间地面在任何时候不被污染，如果一旦受到污染，立即采取相应的措施进行处理。

15. 整理、补充手术间内一切物品、药品，做到物归原处、用物定位。如为污染手术，按污染类别，遵照特殊规定做好终末处理。

16. 术中调换巡回护士，须现场进行交接班，交接内容有：患者病情、手术进行情况、输液、输血、药品、体位、电刀、止血带、出入量、术中皮肤、物品清点等情况。

五、器械护士工作职责

1. 配合手术前认真复习手术步骤、配合要点和特殊准备，做到心中有数，熟悉配合。

2. 术日提前 15～30 min 上班，再次检查手术间物品准备是否齐全、正确，发现遗漏，及时补充。

3. 工作严谨、细致、责任心强，严格落实查对制度和无菌技术操作规程，认真核对无菌器械、敷料包的灭菌日期、灭菌效果，领取无菌物品时严格遵循出库原则，扫码出库，并登记使用的房间号及责任人。

4. 器械护士打开无菌器械包时若发现异常，应于第一时间内进行上报。

5. 提前 15 min 刷手，严格遵守外科手消毒规则。按规定整理器械台，按手术操作程序排列好手术器械，核对器械数目、检查性能是否良好，请术者检查关键的器械和物品是否备齐适用，如有不当或疑问及时查询补充。

6. 与巡回护士共同唱点器械及敷料名称、数量,每次 2 遍,并由巡回护士详细记录在护理记录单上。并在体腔关闭前和关闭后、皮肤完全关闭后与巡回护士再次共同唱点。对正在使用的纱布、纱垫、缝针、缝线等物品做到心中有数,用后及时收回。严防异物遗留在体腔或组织内。发现物品遗失或数目不全,立即通知医师和巡回护士共同查找。无误后方可缝合关闭。

7. 术中严密注意手术的进展及需要,主动、迅速、正确地传递所需要的器械物品,及时收回用过的器械,擦拭血迹,不要堆积于切口周围。新开展或重大手术,参加术前讨论会,以熟悉手术步骤及特殊准备。

8. 保持无菌器械台及手术区整洁、干燥。无菌巾一经浸湿,应及时更换或重新加盖无菌巾。

9. 密切观察手术步骤及需要,主动、敏捷、准确地传递器械。手术台上器械每次使用后及时收回,擦净血迹放回原处。保持器械台和器械托盘清洁、整齐、无菌。密切注意针、器械及纱布的位置,以免被放错地方或留在创口里。

10. 深部手术在打开体腔前应将所有小纱布、纱球等收回,对术中必须使用的小纱布做到数目清楚,用后及时收回。

11. 主动灵活处理各种紧急情况,并及时将手术进展和特殊情况通知巡回护士和麻醉医师。

12. 做好手术台上的污染隔离工作,切除脏器的手术应将污染器械严格隔离,已污染的器械不得再使用。

13. 负责妥善保管手术标本,并按标本管理办法处理,防止遗失。

14. 手术结束后按规定与器械室人员清点对接,锐利及精细器械物品应单独放置以免碰撞损坏,并酌情做好终末处理。如果发现器械损坏或老化,应做记号通知器械室及时更换,保证手术器械的正常使用。

15. 将手术产生的污敷料、手套、垃圾等物品放在指定的地方。

六、眼科手术室器械管理岗位职责

1. 在护士长的指导下,认真完成岗位工作,落实优质服务,保证器械质量安全。

2. 应熟练掌握眼科手术器械名称、用途、结构及复杂器械的拆卸方法和装配技术,掌握眼科手术器械清洗消毒、医院感控等相关理论与操作技能。通过专业的规范化培训,加强自我学习与经验总结,不断提升自己,能独立胜任医院消毒灭菌的具体工作,及时高效完成各项工作。

3. 坚守工作岗位,严格执行卫生行业标准要求,规范各项技术操作及仪器设备使用,依法实施医院消毒灭菌隔离技术,做好医院感染防控工作。

4. 回收各种污染器械时,应认真查对器械数量与功能,及时进行预处理。由于眼科器械精密,结构复杂,容易损坏,在处理的各环节中,应特别注意轻拿轻放,防碰、防掉落,全程做好保护措施。

5. 每日与消毒供应中心回收人员认真交接器械包数量,并及时准确填写器械交接登记本,双方签字确认。

6. 每日工作结束,清洁台面、水池,及时清洁消毒清洗毛刷,晾干备用。保持室内清洁整齐。

7. 工作中发现隐患及缺陷,及时报告护士长,并参与人员培训、质量控制等工作的持续改进。

8. 每日使用目测或放大镜检测器械表层有无脱落或锈斑;刃面变钝、尖锐部位有无起卷或错位折断等现象。及时增添器械,保证手术正常使用。

七、耗材管理和计费审核护士岗位职责

(一)高值耗材管理

1. 所有高值耗材必须是通过医院审核的符合国家标准的物品,进口物品必须有中文标识。

2. 所有植入性高值耗材要严格把关,做好记录、存档、可追溯。有质量问题要及时向有关部门上报解决。

3. 领取高值耗材时要按需领用,便于核算,条码要对应相应耗材并可追溯。高值耗材的入库与出库要及时准确能对应。手术中使用的条码要粘贴至三联单存档,可追踪。

4. 近效期要先使用,保证物品的可用性。

5. 各类高值耗材要分类放置,柜子加锁,由专业人员发放,出现问题要及时向上级汇报。

6. 所有从耗材室领出的物品要进行登记,标明责任人。

7. 每月汇总高值耗材使用情况,并记录、上报。

8. 及时入库新条码,保证手术间的使用。

9. 每周整理打扫耗材室。

(二)低值耗材管理

1. 普通耗材的领取不宜过多,但也要满足临床科室的需要,有缺少的物品及时补充,清点正确后脱包进入手术区。

2. 发现工作中耗材存在的问题,及时上报沟通解决。

3. 近效期先用,保证物品的可用性。

4. 低值耗材领取有记录。

(三)一次性物品管理

1. 一次性物品进入手术区时清点清楚,脱包存入一次性无菌物品室。

2. 无菌物品存放要符合国家要求。

3. 近效期先用,保证物品的可用性。

4. 各类物品分类放置,并有明显标识,每周定期清洁整理。

(四)计费审核

1. 每天对当日手术计费核查,查漏补缺,避免漏费、记错费。

2.高值条码的使用对应,并记录。

3.定期整理计费单据并保存。

4.发现有问题的计费单据及时上报护士长,并通知当事人处理解决。

第三节　眼科手术部工作流程

一、眼科手术器械预处理操作流程

详见图2-3-1。

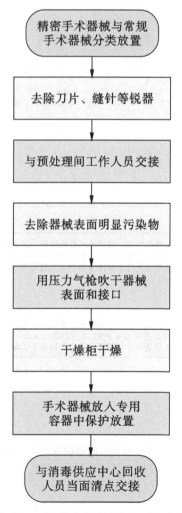

图2-3-1　眼科手术器械预处理操作流程

二、眼科显微器械清洗消毒流程

详见图 2-3-2。

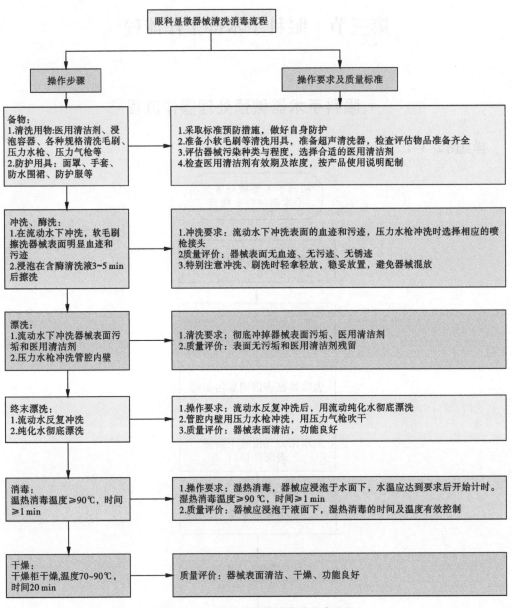

图 2-3-2　眼科显微器械清洗消毒流程

三、器械应急灭菌流程

详见图2-3-3。

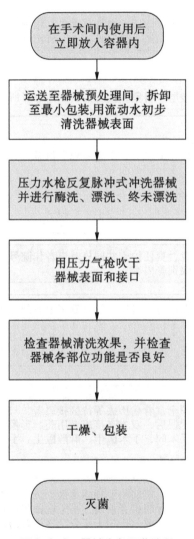

图2-3-3　器械应急灭菌流程

四、眼科手术患者接送流程

详见图 2-3-4。

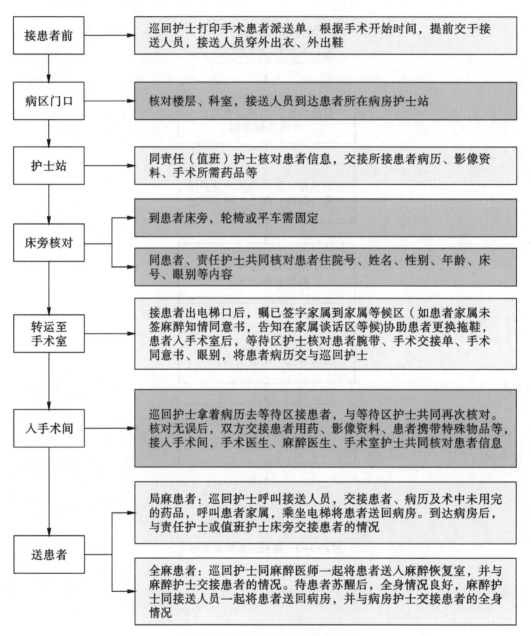

接患者前	巡回护士打印手术患者派送单,根据手术开始时间,提前交于接送人员,接送人员穿外出衣、外出鞋
病区门口	核对楼层、科室,接送人员到达患者所在病房护士站
护士站	同责任(值班)护士核对患者信息,交接所接患者病历、影像资料、手术所需药品等
床旁核对	到患者床旁,轮椅或平车需固定
	同患者、责任护士共同核对患者住院号、姓名、性别、年龄、床号、眼别等内容
转运至手术室	接患者出电梯口后,嘱已签字家属到家属等候区(如患者家属未签麻醉知情同意书,告知在家属谈话区等候)协助患者更换拖鞋,患者入手术室后,等待区护士核对患者腕带、手术交接单、手术同意书、眼别,将患者病历交与巡回护士
入手术间	巡回护士拿着病历去等待区接患者,与等待区护士共同再次核对。核对无误后,双方交接患者用药、影像资料、患者携带特殊物品等,接入手术间,手术医生、麻醉医生、手术室护士共同核对患者信息
送患者	局麻患者:巡回护士呼叫接送人员,交接患者、病历及术中未用完的药品,呼叫患者家属,乘坐电梯将患者送回病房。到达病房后,与责任护士或值班护士床旁交接患者的情况
	全麻患者:巡回护士同麻醉医师一起将患者送入麻醉恢复室,并与麻醉护士交接患者的情况。待患者苏醒后,全身情况良好,麻醉护士同接送人员一起将患者送回病房,并与病房护士交接患者的全身情况

图 2-3-4 眼科手术患者接送流程

五、眼科手术患者安全核查流程

详见图2-3-5。

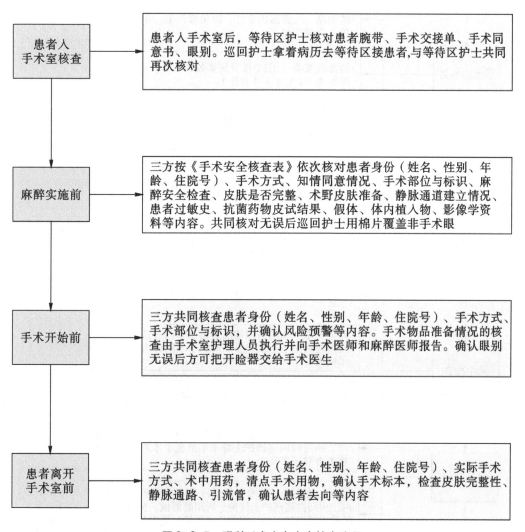

图2-3-5 眼科手术患者安全核查流程

六、铜绿假单胞菌手术配合流程

详见图2-3-6。

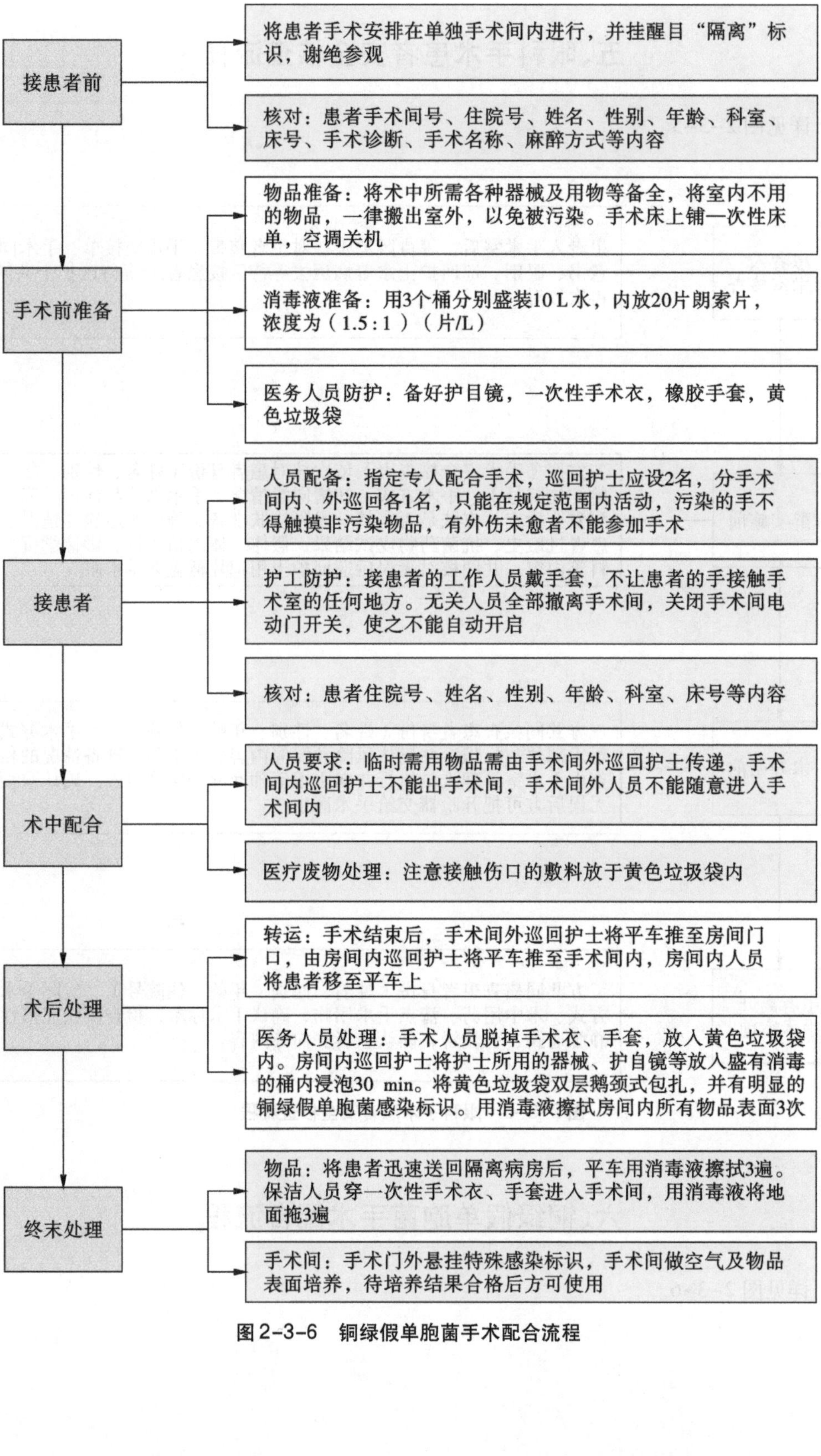

接患者前 → 将患者手术安排在单独手术间内进行，并挂醒目"隔离"标识，谢绝参观

接患者前 → 核对：患者手术间号、住院号、姓名、性别、年龄、科室、床号、手术诊断、手术名称、麻醉方式等内容

手术前准备 → 物品准备：将术中所需各种器械及用物等备全，将室内不用的物品，一律搬出室外，以免被污染。手术床上铺一次性床单，空调关机

手术前准备 → 消毒液准备：用3个桶分别盛装10 L水，内放20片朗索片，浓度为（1.5∶1）（片/L）

手术前准备 → 医务人员防护：备好护目镜，一次性手术衣，橡胶手套，黄色垃圾袋

接患者 → 人员配备：指定专人配合手术，巡回护士应设2名，分手术间内、外巡回各1名，只能在规定范围内活动，污染的手不得触摸非污染物品，有外伤未愈者不能参加手术

接患者 → 护工防护：接患者的工作人员戴手套，不让患者的手接触手术室的任何地方。无关人员全部撤离手术间，关闭手术间电动门开关，使之不能自动开启

接患者 → 核对：患者住院号、姓名、性别、年龄、科室、床号等内容

术中配合 → 人员要求：临时需用物品需由手术间外巡回护士传递，手术间内巡回护士不能出手术间，手术间外人员不能随意进入手术间内

术中配合 → 医疗废物处理：注意接触伤口的敷料放于黄色垃圾袋内

术后处理 → 转运：手术结束后，手术间外巡回护士将平车推至房间门口，由房间内巡回护士将平车推至手术间内，房间内人员将患者移至平车上

术后处理 → 医务人员处理：手术人员脱掉手术衣、手套，放入黄色垃圾袋内。房间内巡回护士将护士所用的器械、护目镜等放入盛有消毒的桶内浸泡30 min。将黄色垃圾袋双层鹅颈式包扎，并有明显的铜绿假单胞菌感染标识。用消毒液擦拭房间内所有物品表面3次

终末处理 → 物品：将患者迅速送回隔离病房后，平车用消毒液擦拭3遍。保洁人员穿一次性手术衣、手套进入手术间，用消毒液将地面拖3遍

终末处理 → 手术间：手术门外悬挂特殊感染标识，手术间做空气及物品表面培养，待培养结果合格后方可使用

图2-3-6 铜绿假单胞菌手术配合流程

七、术中紧急用血申请流程

详见图2-3-7。

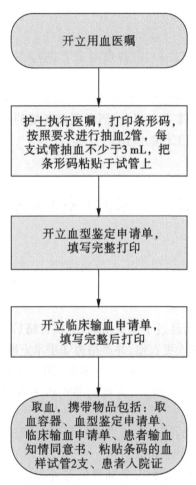

图2-3-7 术中紧急用血申请流程

第三章
手术部（室）感染控制管理

手术室是感染的高危科室之一，它担负对患者进行手术以及急危症患者的抢救工作，因此其工作质量直接影响手术患者的预后及医疗效果。感染严重可危及患者的生命，为了加强对手术室医院感染管理工作重要性的认识，本章主要从手术室入室管理、手术室感染预防与控制管理、特殊手术配合、消毒灭菌环境的卫生学监测及医疗废物管理5个方面进行了感染管理控制工作的阐述。

第一节　手术部（室）入室管理

1. 手术室设专职人员，负责监督手术人员换鞋、更换手术室专用的衣帽及口罩，按手术通知单严格控制人员的进出，每台手术的助手不得超过2人，与手术无关的人员禁止进入手术室。

2. 进修、规培、实习人员需经过手术室培训，考核合格后方可进入手术室。在医务人员入口处领取钥匙，换鞋后进入更衣室，并严格遵守手术室准入制度。

3. 手术室配备经高压灭菌的洗手衣裤，手术室工作人员根据需求取用，并保持整洁。

4. 将私人用品放入衣柜内并锁好，贵重物品不得带入手术室。严禁在衣柜外挂放物品。

5. 手术结束后，将使用后的洗手衣裤、拖鞋、口罩及帽子放入指定位置，保持更衣室清洁整齐，禁止将洗手衣裤穿出手术室。

6. 严格控制参观手术人数，参观人员须经医务处或护理部同意后，由手术室护士长负责接待安排，参观手术者必须遵守手术室各项规章制度，按规定更换衣、帽、鞋、戴口罩，并在指定区域活动，不得任意穿行。开展特殊手术及教学观摩手术时，安排参观人员在指定地点观看手术录像。

7. 参观手术室建设的管理者，必须经院医务处批准，麻醉科主任及手术室护士长同意，在手术室护士长陪同下可在洁净走廊参观，不得进入正在施行手术的房间。

第二节　手术部(室)感染预防与控制管理

一、手术部(室)环境管理和监测

1. 为保证空气净化的效果,手术室术前 30 min 启动净化空调系统,调节手术室温湿度。为了维持手术室空气的洁净,术前对术中所需的器械、敷料、耗材、药品等均应准备充分,减少术中进出次数,保持手术间正压状态。连台手术的自净时间,必须达到不同级别手术室自净的时间要求,手术室须每日在手术前进行物体表面清洁卫生消毒。

2. 指定专人每月对手术室进行空气、物体表面、工作人员手及使用中消毒液、各种灭菌物品、各种灭菌器效果进行监测,发现问题及时分析原因,提出改进措施。

二、手术部(室)消毒隔离措施

1. 手术区域的管理　手术部(室)应该严格区分限制区、半限制区和非限制区,对各区域使用的抹布、拖把等严格管理,落实抹布、拖布一用一洗一消毒。手术室使用一次性医用消毒湿巾擦拭物体表面;每个拖布清洁面积不宜超过 20 m²,清洁过程中应随时清洗拖布或更换清洁拖布,不得用一把拖布连续清扫两个不同的手术室。所有区域均采用湿式清扫,使用的清洁工具应选用不掉纤维织物的材料制作。

2. 严格落实清洁消毒措施　术前由各手术室的巡回护士对物体表面进行擦拭,每台术后由保洁人员用 500 mg/L 的含氯消毒液喷洒后清扫擦拭;对于特殊感染/血源性感染手术,地面及物体表面均用 1 000～2 000 mg/L 的含氯消毒液清洁,手术衣、手术所需布类均用一次性物品,用双层医疗废物包装袋鹅颈式扎口,外贴感染性废物的标签,手术室前、后门上分别悬挂感染标识。每周 1～2 次清理回风口,每季度对手术室和辅助用房进行静态空气、无菌物品、物体表面、手卫生、消毒液培养,由专人负责。

三、无菌物品的管理

1. 严把一次性手术物品质量关　由耗材库工作人员对一次性物品的申领进行把控,所有物品均需脱包进入限制区域,有计划的领取,防止积压过期,如遇有不合格、过期、破裂、字迹模糊不清或潮湿均不可再使用,并上报不良事件给相关职能部门。每个区域划分责任人月底进行 1 次性物品有效期的检查,护士长定期抽查。

2. 保证无菌物品的灭菌效果　认真执行消毒灭菌制度,对高压蒸汽灭菌的物品均需放置灭菌指示卡和灭菌指示胶带,打开的器械如遇指示卡颜色未变或未达到指示色度,不予使用,需重新送消毒供应中心进行高压灭菌。应用追溯系统严格实施器械的清洗、消毒、灭菌及使用。严格外来器械及植入性器械的登记、清洗、消毒灭菌的管理,并做好生物监测记录。器械敷料间设专人负责检查、整理无菌包,按灭菌时间先后对照标签有序摆放。

四、手卫生管理

1. 医护人员熟练掌握洗手、卫生手消毒和外科手消毒的知识与技能。科室配备合格的手卫生消毒设施。

2. 严格按照洗手和卫生手消毒原则选择洗手或使用速干手消毒剂。

3. 外科手消毒应遵循先洗手后消毒的原则。不同手术患者之间、手套破损或手被污染时,应重新进行外科手消毒。

4. 每季度对手术室医务人员进行手卫生消毒效果抽查监测,当怀疑流行病暴发与医务人员手卫生有关时及时进行监测。

五、物流管理

1. 加强区域管理,严格洁污分流。手术室区域功能标识清晰,手术室门、分区隔断门保持关闭状态。

2. 进入手术室的新设备、仪器必须清洁处理后方可进入手术室,物品、药品必须拆除外包装后方可进入洁净区。

六、相关人员培训

定期组织医务人员认真学习医院感染管理知识及各项操作规程(SOP),严格执行国家卫生健康委员会制定的《医院感染管理规范》。组织手术室、麻醉科全体人员学习洁净手术部运行、管理及空气监测等相关的理论知识,并与建造洁净手术部的工程部合作,对手术相关人员进行理论和操作的培训,提高医务人员对洁净手术部控制医院感染重要性的认识。

第三节　特殊感染手术配合

一、患者未入手术室前的准备

1. 接到特殊感染手术的通知后,安排在负压手术室进行,并挂醒目"隔离"标记,谢绝参观学习。

2.术前准备周到,将术中所需各种器械及用物等一次备全,用3个桶分别盛装10 L水,内分别放20片朗索片,将桶放置适当位置。备好护目镜、一次性手术衣、橡胶手套、医疗废物包装袋及黑色油性笔。

3.将手术间内不用的物品一律搬出室外,以免被污染。

4.指定专人配合手术,巡回护士应设2名,分手术间内巡回和手术间外巡回。手术间内巡回护士戴橡胶手套,穿一次性手术衣,戴帽子、口罩,只能在规定范围内活动,污染的手不得触摸非污染物品,有外伤未愈者不能参加手术。

5.手术床上铺一次性床单。

6.空调值机。

7.如果是全麻患者,手术间外备好平车,平车上用双层一次性床单覆盖。

8.接送患者人员戴手套,到手术室后,直接将患者安置在手术床上,接送人员的手套脱掉后丢弃至手术间内医疗废物桶,无关人员全部撤离手术间,关闭手术间门,不得自动开启。

二、术中配合

1.临时需用物品由手术间外巡回护士传递,手术间内巡回护士不得出手术间。

2.接触伤口的敷料严禁乱扔,放于医疗废物包装袋内。

3.手术间外巡回护士在手术未结束前,提前准备好室内人员需要更换的清洁衣服和鞋子等。

4.手术间外人员不得随意进入手术间,如必须进入时需穿戴一次性手术衣、手套等,一旦进入不得随意外出。

三、手术后处理

1.待患者伤口包扎好,手术间外巡回护士将平车推至手术室门口,由手术间内巡回护士将平车推至手术间内,房间内人员将患者移至平车上。

2.患者全麻清醒后,手术间内巡回护士将平车推至手术室门口,接送人员穿一次性手术衣,戴手套,麻醉医师重新更换一次性手术衣、手套及鞋子后共同将患者送回隔离病房。

3.手术人员脱掉手术衣、手套,更换鞋子后洗手离开手术室,不得进入其他房间。

4.手术室内巡回护士将所用的器械、拖鞋及护目镜等放入盛有消毒液的桶内浸泡30 min后,将手术器械用医疗废物包装袋双层包装,并放入器械清单,注明特殊感染标识交供应室;医疗废物放入双层医疗废物包装袋内,分别进行鹅颈式扎口。在明显位置标注特殊感染,用含氯消毒液进行手术间内物表及地面消毒各3次。

5.清洁完毕,脱掉手术衣和手套,更换拖鞋离开手术间。

6.将患者迅速送回隔离病房后,转运患者的推车放入患者等候区,用含氯消毒液擦拭3遍。

7.手术间门注明禁止开启、进入及使用的标识。

8.手术间做空气培养监测,合格后方可使用。

第四节　消毒灭菌及环境卫生学监测

一、监测管理

监测管理应由医院感染监控护士负责质量监测工作,监控人员须经专业培训,掌握消毒灭菌知识及采样技术。手术室成立医院感染管理小组,在科主任、护士长领导及医院感染管理科指导下开展工作,定期对手术室清洗、消毒及灭菌效果监测进行检查,手术室环境卫生学监测每季度1次,对手术室空气、物体表面随时监测,发现问题及时整改,确保清洗、消毒及灭菌工作符合卫生部行业标准。医院感染管理科定期对手术室感染管理质量进行检查,并将检查结果纳入手术室的质控评分体系。

二、手术部(室)常用的监测方法

手术室环境卫生学监测每季度1次,对手术室空气、物体表面随时监测,发现问题及时整改,防止医院生物学有害因素的传播。

(一)环境生物学监测

1.空气生物学监测培养布点方法

(1)百级手术室(Ⅰ级洁净手术室)(图3-4-1)。

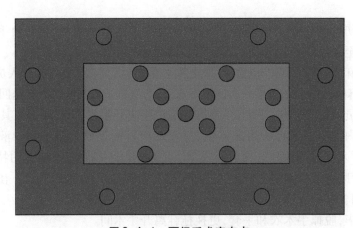

图3-4-1　百级手术室布点

(2)千级手术室(Ⅱ级洁净手术室)(图3-4-2)。

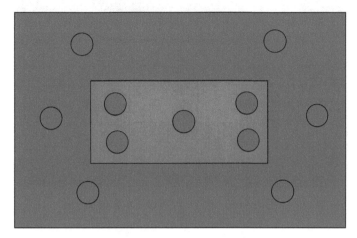

图3-4-2 千级手术室布点

(3)万级手术室(Ⅲ级洁净手术室)(图3-4-3)。

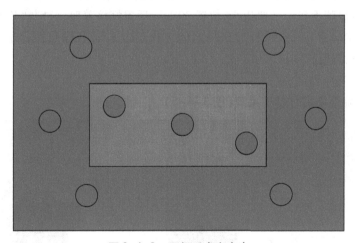

图3-4-3 万级手术室布点

(4)十(三十)万级手术室 Ⅳ级洁净手术室(图3-4-4)。

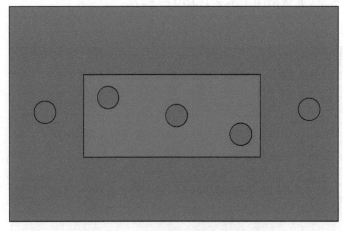

图 3-4-4　十(三十)万级手术室布点

2. 空气生物学监测方法及流程

(1)空气生物学监测方法:在环境学监测系统中提交申请,开放后领取所需培养皿,打印手术间标签。手术间清洁后打开空调,采样人员进入手术间前戴好帽子、口罩,进行手卫生,将培养皿距墙 1 m、离地 0.8～1.5 m 处放置,放置培养皿,将培养皿全部暴露于空气中,平皿盖口朝下扣于平皿边缘,放置 30 min 后盖好培养皿,分别粘贴手术间标签后立即送微生物实验室。一般采样后送检时间不得超过 6 h,若样品保存于 0～4 ℃ 条件时,送检时间不得超过 24 h。

(2)空气生物学监测流程

1)登录医院感染实时监控系统(图 3-4-5)。

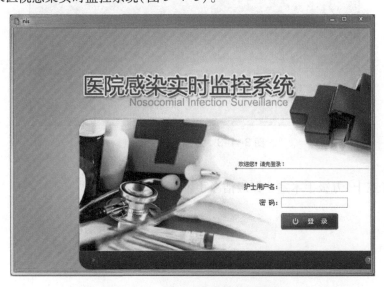

图 3-4-5　医院感染实时监控系统

2)打印需要做生物监测的标签(图3-4-6)。

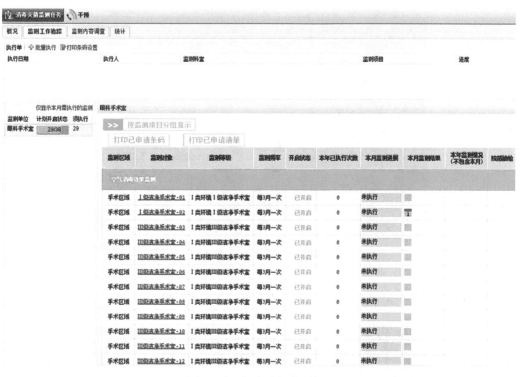

图3-4-6 打印生物监测标签

3)领取培养皿(图3-4-7)。

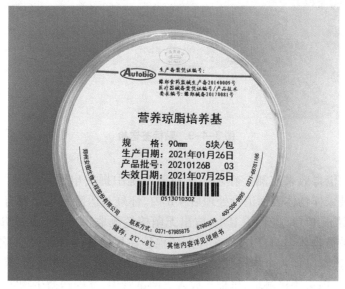

图3-4-7 培养皿

4）将培养皿打开完全暴露于空气中，平皿盖口向下扣于平皿边缘（图3-4-8）。

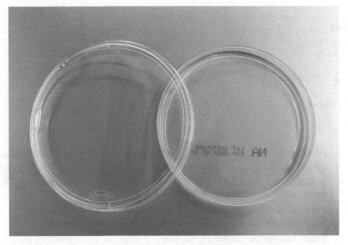

图3-4-8 打开培养皿

5）30 min后盖上平皿盖，倒放于平面桌上贴标签送检（图3-4-9）。

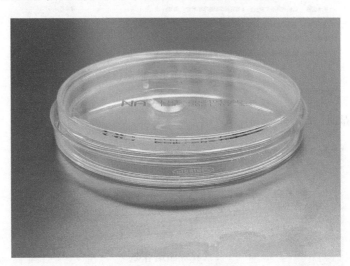

图3-4-9 贴标签送检

3.物体表面消毒效果监测　在环境学检测系统中提交申请，开放后领取所需培养皿，打印标签，被采样物体表面消毒处理后4 h内、怀疑与医院感染暴发有关时可直接采样。采样前戴帽子、口罩，进行手卫生，取出无菌棉签蘸取采样液。采样步骤为：①将无菌规格板放在被检物体表面，用浸有采样液的棉签在规格板内，横竖往返各涂抹5次，并随之转动棉签，连续采样4个规格板；②被采面积<100 cm² 取全部表面，采样棉签直接涂抹物体表面采样，剪去手接触端，将棉签放入灭菌试管中，立即送微生物实验室。

4.外科手卫生消毒效果监测　在环境学检测系统中提交申请，开放后领取所需培养皿,打印标签,被检人员洗手、外科手消毒,擦干后五指并拢,操作者手持浸有含相应中和剂的无菌洗脱液浸湿的棉拭子,双手指屈面从指根到指端往返涂擦 2 次(一只手涂擦面积约 30 cm²),涂擦过程中同时转动棉拭子,取样后剪去棉拭子接触操作者部分,投入含相应中和剂的无菌洗脱液试管内,及时送检。

5. 消毒灭菌剂细菌污染量检测 在环境学检测系统中提交申请,开放后领取所需培养皿,打印好标签,采集使用中的消毒剂,在无菌条件下,用无菌注射器抽取 1 mL 消毒剂加入 9 mL 含相应中和剂的缓冲液中充分混匀,及时送检,一般不超过 1 h。使用中消毒剂每季度监测 1 次,不得检出致病性微生物。

(二)应急消毒灭菌器的监测

每周检测 1 次,可采用第五类或第六类指示物进行检测,直接将 1 支生物指示物置于空载的灭菌器内,经 1 个灭菌周期后取出,标上灭菌器的序号后送检。

注意事项:灭菌器新安装、移位、大修、灭菌失败、包装材料或被灭菌物品改变,应对灭菌效果进行重新评价,包括物理监测、化学监测和生物监测。重复监测 3 次,合格后方可使用。

第五节 手术部(室)医疗废物管理

医疗废物是指医疗卫生机构在医疗、预防、保健以及其他相关活动中产生的具有直接或者间接感染性、毒性以及其他危害性的废物。

一、医疗废物分类收集

(一)感染性废物

感染性废物是指携带病原微生物具有引发感染性疾病传播危险的医疗废物。

1. 被患者血液、体液、排泄物污染的物品,包括以下几类。

(1)棉签、棉球、引流条、纱布及其他各种敷料。

(2)废弃的被服。

(3)其他被患者血液、体液、排泄物污染的物品。

2. 传染病患者或者疑似传染病患者以及隔离患者产生的生活垃圾。

3. 病原体的培养基、标本及菌种、毒种培养液,在产生科室压力蒸汽灭菌后,再按感染性废物收集处理。

4. 废弃的医学标本、血液、血清、血袋。

5. 使用后的一次性医疗用品及医疗器械,不论是否被患者血液、体液、排泄物污染,均属于医疗废物。

6. 使用后的一次性注射器、输液器及输血器(去针头)。

7.使用后的消毒液空瓶。

感染性废物收集方法:放入内衬有医疗废物包装袋的带盖黄色医疗废物桶内。其中传染病患者或者疑似传染病患者以及隔离患者产生的生活垃圾及医疗废物应使用双层医疗废物包装袋。

(二)病理性废物

病理性废物是指诊疗过程中产生的人体废弃物和医学实验动物尸体等。

1.手术及其诊疗过程中产生的废弃的人体组织、器官等。

2.传染病患者、疑似传染病患者及急产产妇的胎盘;产妇放弃的胎盘。

3.胎龄在16周以下的死产胎儿。

4.医学实验动物的组织、尸体。

5.病理切片后废弃的人体组织、病理蜡块等。

病理性废物的收集方法:放入内衬有医疗废物专用包装袋的带盖黄色医疗废物桶内。其中传染病患者,疑似传染病患者及急产产妇的胎盘应使用双层医疗废物专用包装袋。

(三)损伤性废物

损伤性废物是指能够刺伤或者割伤人体的废弃的医用锐器。

1.废弃的金属类利器　如医用针头[含输液(血)器白色塑料头]、缝合针、针灸针、穿刺针、解剖刀、手术刀、手术锯和各种导丝、钢钉等。

2.废弃的玻璃类利器　如盖玻片、载玻片、玻璃试管、细胞毒性药物和遗传毒性药物的玻璃安瓿等。

3.废弃的其他材质利器　如一次性尖镊、一次性探针、一次性使用塑料移液吸头等。

损伤性废物的收集方法:放入损伤性废物专用利器盒内,单独交接。

(四)药物性废物

药物性废物是指过期、淘汰、变质或者被污染的废弃的药品。

1.废弃的一般性药品,如抗菌药物、非处方类药品等。

2.废弃的细胞毒性药物和遗传毒性药物,如致癌性或可疑致癌性药物、免疫抑制剂等。

3.废弃的疫苗、血液制品等。

药物性废物的收集方法:放入内衬有医疗废物专用包装袋的带盖黄色医疗废物桶内。少量的药物性废物可混入感染性废物,但应当在标签上注明。

(五)化学性废物

化学性废物是指具有毒性、腐蚀性、易燃易爆性的废弃的化学物品。

1.批量废弃①的化学试剂,如乙醇、甲醛等。

2.批量废弃的消毒剂原液,如过氯乙酸、戊二醛等。

---

① 注:"批量废弃"指的是成批废弃的未使用过的化学试剂和消毒剂。

3. 废弃的含重金属的器具、物品,如含汞血压计、含汞体温计、显(定)影液等。

4. 使用后的化学试剂,如联苯胺类、二甲苯等。

化学性废物的收集方法:器具物品放入内衬有医疗废物专用包装袋的带盖黄色医疗废物桶内;化学性废液分类放于专用盛放容器内,并在容器外标明"某类化学性废物"。

(六)医用可回收物

医用可回收物包括使用后的各种玻璃(一次性塑料)输液瓶(袋)。

1. 使用后未被患者血液、体液及排泄物污染的各种玻璃(一次性塑料)输液瓶(袋)、注射药小瓶,不属于医疗废物,不必按照医疗废物进行管理。此类输液瓶(袋)应交由医院指定的第三方服务公司回收。

2. 凡使用后被患者血液、体液排泄物污染的各种玻璃(一次性塑料)输液瓶(袋)、注射药小瓶等均属于医疗废物,应按照感染性废物收集处理。

3. 存在以下情形的输液瓶(袋),即使未被患者血液、体液和排泄物等污染,也不得纳入可回收物管理。

(1)在传染病区使用,或者用于传染病患者、疑似传染病患者以及采取隔离措施的其他患者的输液瓶(袋),应按照感染性废物收集处理。

(2)输液涉及使用细胞毒性药物(如肿瘤化疗药物等)的输液瓶(袋),应按照药物性废物收集处理。

(3)输液涉及使用麻醉类药品、精神类药品、易制毒药品和放射性药品的输液瓶(袋),应严格按照医院相应规定处理。

二、医疗废物交接处置

(一)封扎

1. 盛装的医疗废物达到包装物或者容器的3/4满时,应使用扎带对其进行鹅颈式封口,确保包装物或者容器的封口紧实、严密。

2. 需套双层医疗废物专用包装袋的医疗废物,应分层行鹅颈式封扎。

3. 包装物或者容器的外表面被感染性废物污染时,应对被污染处进行消毒处理或者增加一层包装。

(二)暂存

科室应将医疗废物暂存于不易丢失、遗撒的位置。禁止将医疗废物直接置于地面,禁止将医疗废物暂存于楼梯间、走廊等公共场所。

(三)交接

1. 科室工作人员交接时应注意核对产生的医疗废物类别,是否有遗撒。包装是否有破损、封口是否紧实严密,确认无误后,方可将本科室产生的医疗废物交于专职回收人员回收,并在回收人员的手持签名仪器上进行电子签名确认。

2. 医疗废物专职回收人员每天按照指定的时间和路线到各科室收集封扎好的医疗废物,与科室工作人员实行当面交接,并要求其现场签名,医疗废物专职回收人员有权拒收包装不符合要求或者封扎方式不正确的医疗废物。

（四）转运

1. 医疗废物专职回收人员应使用指定的转运车辆严格按照指定的时间和路线将医疗废物从产生科室转运至医院医疗废物暂存处。

2. 专职回收人员运送医疗废物时应严格执行《医疗废物收集安全防护制度》的要求，做好手卫生和个人职业防护。

3. 运送过程中如发现有医疗废物遗撒、渗漏，应立即在出问题的医疗废物包装袋或者容器外加套一层医疗废物专用包装袋并进行鹅颈式封扎，同时对受到医疗废物污染的区域进行消毒处理。

》 第四章
手术部(室)仪器设备管理

随着现代手术治疗观念的更新,手术仪器设备多样化、智能化、精密化的发展,手术室仪器的正常运行为眼科手术的开展及提高手术安全系数带来很大便利。因此正确评估、使用、维护仪器设备,减少操作过程中的安全隐患,最大限度地确保使用过程中患者及医护人员安全,保证仪器设备使用时的良好性能,完善统筹管理至关重要。

标准作业程序(standard operating procedure,SOP),指将某一事件的标准操作步骤和要求以统一的格式描述出来,用于指导和规范日常的工作。SOP 的精髓是将细节进行细化和量化,使得任何一个人处于这个岗位上,经过合格培训后都能很快胜任该岗位。仪器设备操作 SOP 及常见故障处理可以使工作人员高效便捷地使用仪器及处理简单的故障。

第一节　手术部(室)常用仪器设备

一、眼科晶状体超声摘除和玻璃体切除设备

眼科晶状体超声摘除和玻璃体切除设备是一种用于眼前段和眼后段手术的多功能手术仪器,广泛应用于临床玻璃体视网膜手术、微创玻璃体手术。下面以常用到的两款眼科晶状体超声摘除和玻璃体切除设备为例进行介绍。

(一)眼科晶状体超声摘除和玻璃体切除设备一

【简介-工作原理】

此设备功能包括驱动各种手柄,进行玻璃体和组织切割、晶体乳化、眼后段照明以及应用电凝止血等。通过导管将手柄和积液盒连接在一起产生负压而从眼内吸出晶体物质。利用灌注/输液代替房水,可以经输液套管直接进入,也可以通过手柄使液体流入/进入眼内。设备配有菜单驱动的图形操作界面。操作者可以使用触摸屏面板、遥控器、语音命令和脚踏开关进行输入(图 4-1-1)。

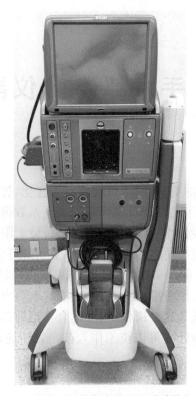

图 4-1-1　眼科晶状体超声摘除和玻璃体切除设备

【SOP 操作步骤】

1. 开机及检测

(1)接通电源,连接氮气管。

(2)启动:按机器后部控制板的"电源"按钮及"开机"键按钮(图 4-1-2)。

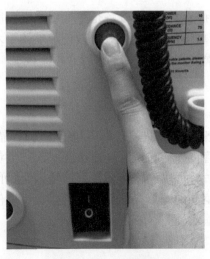

图 4-1-2　开机按钮

（3）进入开机界面后选择医生手术步骤,选好后点击"关闭"（图4-1-3）。

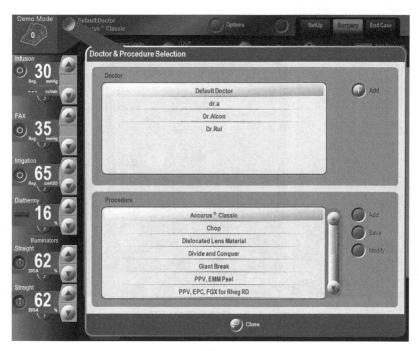

图4-1-3　医生选择界面

（4）检查氮气输入压力数值保持在100~120 psi最佳（图4-1-4）。

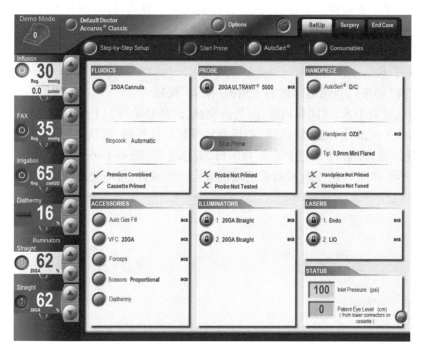

图4-1-4　压力数值

（5）打开套包连接管道与积液盒（fluidics management system，FMS），从左至右将导管与积液盒上相同颜色的接口相连并向右拧紧（图4-1-5）。

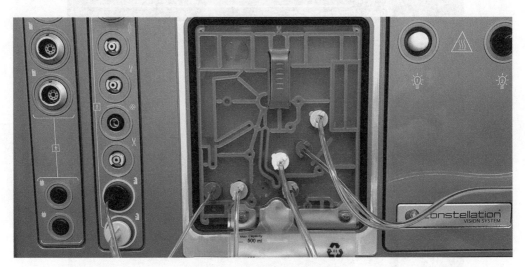

图4-1-5　连接积液盒（FMS）

（6）安装FMS，在液流设置板上，连接灌注液瓶，并挂在挂杆上。

（7）将玻璃体切割探头连接至气动装置，连接正确后周围指示环显示绿光，将照明光纤插入积液盒右侧的照明接口。

（8）进入手术界面检测通过后，机器自动进入下一界面，打开照明光纤，开启眼内灌注/气液交换按钮。建议数值：23 G 切速 7 500 cpm，负压 350～450 mmHg；25 G 切速 7 500 cpm，负压 450～550 mmHg；27 G 切速 7 500 cpm，负压 600～650 mmHg。

2. 结束手术

（1）选择"结束"，点击显示屏右上角的"结束"按钮。

（2）确认结束手术，关闭眼内灌注/气液交换，选择显示屏左上角"灌注"按钮。

（3）确认关闭灌注。选择"继续"积液盒将开始清洗程序，确认夹闭灌注管道，完成清洗后取下灌注瓶，移除FMS，选择右下角关机，关总电源（图4-1-6）。

注意：不要移除FMS上连接的管道或积液袋中的液体，可能会漏在机器及脚踏上（图4-1-7）。

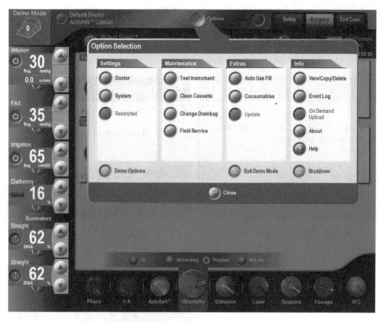

图 4-1-6 关机操作界面

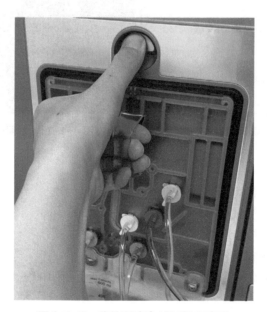

图 4-1-7 移除积液盒(FMS)示意图

【注意事项】

故障信息以全屏显示为可恢复和不可恢复两种类型。当检测到故障状况时执行以下步骤。

系统显示绿色报警信息可采用相应措施(图4-1-8),显示蓝色报警信息可以将这样的信息设置为逐渐自动消失(图4-1-9),显示黄色报警信息时部分功能不可恢复(图4-1-10),显示红色报警信息时必须进行维修才可使用(图4-1-11)。

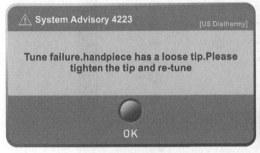

图4-1-8 提示弹出式菜单

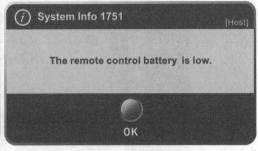

图4-1-9 一般信息弹出式菜单

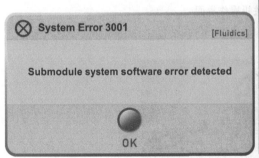

图4-1-10 错误弹出式菜单

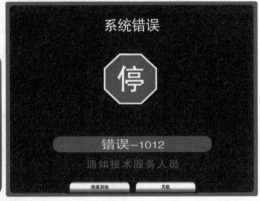

图4-1-11 故障信息弹出式菜单

多数生成的系统错误可恢复,常见恢复指南如下。

1. 玻璃体切除套包测试成功后,切速只能达到2 500 cpm。

解决方法:更换新的玻璃体切除探头。

2. 积液盒无法吸附在机器内进行检测。

解决方法:检查机器屏幕上氮气压力数值是否达到100~120 psi,重新连接氮气接口。

3. 正常启动开机后,屏幕提示灌注输入模块无法使用。

解决方法:关闭机器等待5~10 min后再次开机试用,若仍然无法使用,通知专业人员进行维修。

4. 照明灯泡提示寿命到达上限时,或照明灯不亮。

解决方法:更换灯泡。

5. 激光右侧端口呈红色,无法使用。

解决方法:尝试重新启动激光模块。

6.机器断电及恢复。

解决方法:系统断电后手术功能全部停止,所示"断电"信息。若在 1 min 内系统未恢复充电,系统自动断电。若在 1 min 内系统恢复电力,则系统显示"电力恢复"信息且在电力恢复的同时恢复至使用中医生和设置状态。累积度量和校准状态不能保留。为断电后继续手术步骤,手柄、探头必须重新校正,重新启动。

【维护保养】

专人负责,定期检测。操作人员要熟练掌握操作程序及仪器的性能。

1.气源(无水、无油):油、水会增加机器内气动元件的阻力,影响传感器的精度。

2.电压稳定、接地良好;空气温、湿度适宜。

3.检查脚踏线是否破损。

4.检查轮轴滚轮是否转动灵活。

5.检查灌注/抽吸液位传感器是否清洁。

6.检查积液盒安装模块是否有水渍。

7.检查照明输出孔镜片是否有污物并配置标准保护帽(图 4-1-12)。

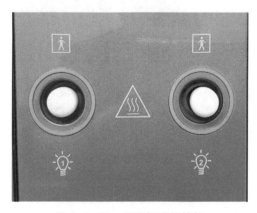

图 4-1-12 照明标准保护帽

8.检查机器滤网是否清洁。

(二)眼科晶状体超声摘除和玻璃体切除设备二

【简介-工作原理】

此设备专门用于白内障超声乳化和吸除手术,以及前节和后节玻璃体切除术。能够进行超声乳化(同轴或双手)、灌注/抽吸、双极电凝、玻璃体切除术、硅油注吸和气液交换手术等(图 4-1-13)。

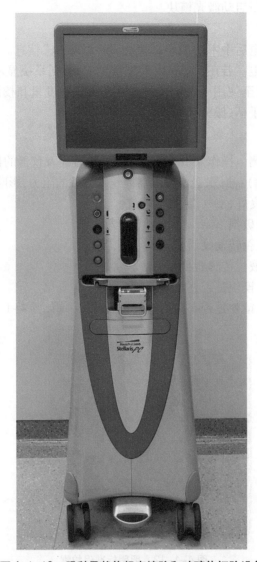

图 4-1-13 眼科晶状体超声摘除和玻璃体切除设备

【SOP 操作步骤】

1. 开机(2 步)

(1)打开机器背面下方黑色开关。

(2)按机器前面屏幕下方绿色按钮(机器开机约 1 min 进入手术选择界面)。

2. 填装检测

(1)根据需要选择手术类型(图 4-1-14),选择手术医师(图 4-1-15),点击左下角"确认"按钮。

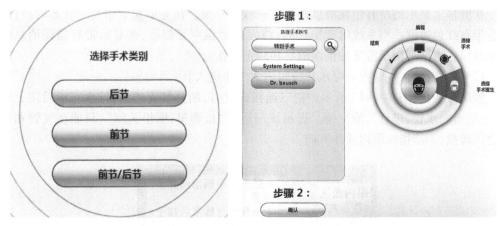

图 4-1-14　操作示意　　　　　　　　图 4-1-15　操作示意

（2）根据屏幕动画演示，打开套包，将套包内物品放到无菌台上，解开所有纸质扎带。先提起积液盒，插入机器，灌注管路需要单独拉出，不要和其他管道缠绕，连接好所需配件，如超乳手柄、针头、灌注套管、玻璃体切除探头、气液交换管、排水管和灌注液，连接照明光纤等。

（3）把玻璃体切除探头前端、排水管、灌注管一起放入套包中白色盒子内，超乳测试需要装好超乳针头、灌注套管、试验前房。

（4）点击屏幕左侧中部"便捷填装"（图 4-1-16），机器自动测试管道和玻璃体切除探头，约 1 min 测试完成，可进入手术操作界面（超乳功能点击"填装并调节"）。

3. 手术中可根据屏幕提示进行操作。

4. 关机：手术界面点击"结束"，关闭灌注夹，点击"是"，点击"关闭系统"，等待系统关机，关闭机器背面下方黑色开关。

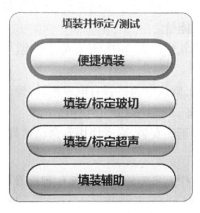

图 4-1-16　操作示意

【注意事项】

在屏幕上显示的所有错误消息均具有一致的外观。在显示安全相关的状态时,对话框会带有红色边框。当系统出现错误时,将发出错误声音提示,并显示带有错误消息的弹出窗口。下面列出了常见的错误消息和纠正操作。

1. 气液交换时,气管内有存水导致眼内无气体进入。

解决方法:按图4-1-17所示。把三通指向气管,断开气管排水,排水完毕后接上气管,三通指向水管,进行气液交换。提示该三通为"指哪里,哪里关闭",只能在气管和水管之间转换,不能指向眼内灌注方向。

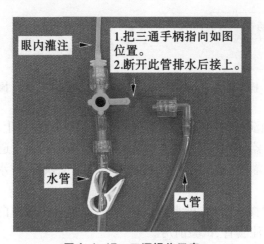

图4-1-17　三通操作示意

2. 设备接通气源时,出现较大的泄气声音。

解决办法:查看气源压力值,把气压调至正常范围即可。

3. 联合手术时,超声标定,设备提示"插入了错误的手柄"。

解决办法:检查医生参数,选择联合手术的参数,或者更换超声乳化手柄。

4. 超声模块错误:超声无能量。

解决办法:重新固定超声乳化针头,再次测试或者更换。

5. 脚踏无法控制界面。

解决办法:更换连接状态,确认电池是否有电或松动,确认脚踏已开启。

6. 照明灯泡亮度低或不亮。

解决办法:查看灯泡是否正确安装,或者使用寿命已达到上限。

【维护保养】

专人负责,定期检测。操作人员要熟练掌握操作程序及仪器的性能。在清洁系统之前必须断开交流电源。

1. 手术结束后使用消毒湿巾擦拭设备、脚踏控制器。避免将清洁剂直接涂抹在显示器上(应少量涂抹在软布上)。用清水沾湿的软布除去所有清洁液痕迹,并用无绒软布擦干表面。

2. 工程师每 3 个月应使用 4 inch×4 inch 布垫和异丙醇清洁液位检测透镜(1 inch ≈ 2.54 cm)。

3. 及时更换脚踏电池,保证电量充足(图 4-1-18)。

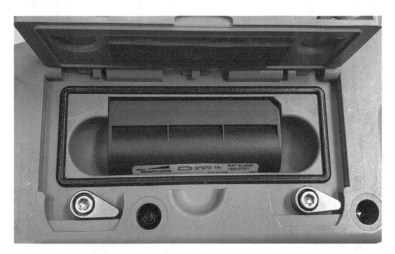

图 4-1-18　脚踏电池放置处

二、超声乳化治疗仪

超声乳化术目前在我国广泛开展和普及,已成为当今白内障手术治疗的主流方法。近年来,白内障超声乳化术在手术技巧、手术器械和超声乳化仪性能等各方面都得到了迅猛发展。具有手术时间短、恢复快、术后并发症少等优点,下面以常用的超声乳化治疗仪为例进行介绍。

【简介-工作原理】

此设备是一种眼科手术仪器(图 4-1-19),适用于白内障晶状体摘除和人工晶体植入手术。手术医师对眼球内的晶状体进行乳化和抽吸,并用平衡盐溶液置换抽吸的液体和晶状体物质。过程可维持稳定的(充盈的)眼球空间容量。通过系统控制,手术医师可以调节施加至手柄针头的电量、抽吸速率、负压,以及平衡盐灌注溶液的流量。设备包括一个脚踏开关,能够控制液流装置流量、抽吸速率、白内障超声乳化能量、玻璃体切除速率、人工晶体注入速率、眼前部囊膜切开和电凝能量等。

【SOP 操作步骤】

1. 从机器背部的挂架上取下脚踏放置于地面。如果使用电缆连接的脚踏,将电缆插入控制台前面板底部的二选一连接头。

2. 打开仪器托盘至水平位置,从仪器托盘处拉出拉环并将遥控器放置其内(图 4-1-20)。

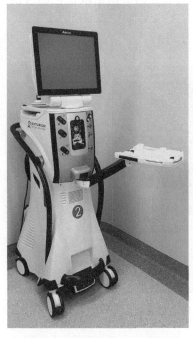 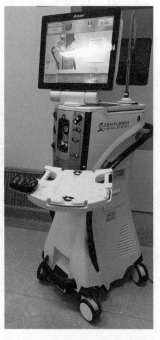

图 4-1-19　超声乳化治疗仪　　　图 4-1-20　托盘及遥控器放置位置

　　3.开启位于后面板底部的电源开关,再点击右侧面板顶部的待机开关开启系统电源。

　　4.在弹出的对话框中选择手术医师(图 4-1-21)。

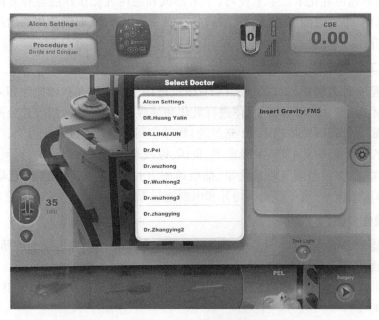

图 4-1-21　操作示意

5.打开积液盒套包放置于无菌区域,将灌注液悬挂在挂杆上,安装积液盒,确保引流袋自由悬挂,并且管道两头对接,同时按下"PRIME FMS"按钮测试积液盒(图4-1-22、图4-1-23)。

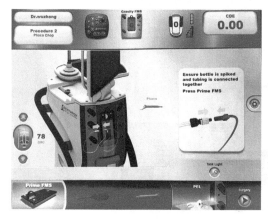 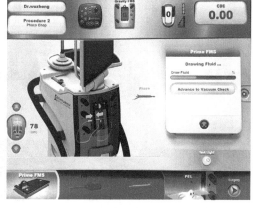

图4-1-22　积液盒(FMS)安装示意　　　　　图4-1-23　积液盒(FMS)测试

6.开始预充/测试序列(图4-1-24)。该模块进行3个功能:抽吸液体、负压测试和泄压测试。

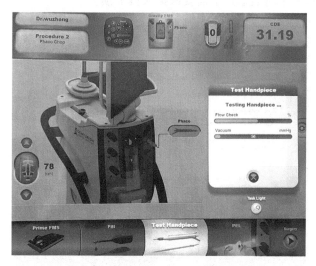

图4-1-24　点击FILL注水测试

7.在成功测试手柄之后,必须调节和验证患者眼位高度(PEL)直至控制台PEL灯与患者眼球水平对准(图4-1-25)。

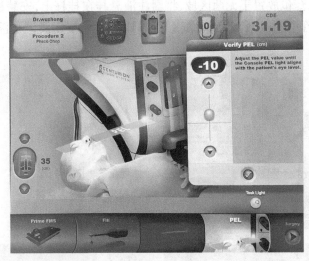

图 4-1-25　调整 PEL(患者眼位高度)

【注意事项】

设备根据事件的严重程度显示通告、警告和故障。以下列出常见的范例。

1. 通告:是给医护人员的信息(图 4-1-26)。

解决方法:显示一个对话框提示需要医护人员干预。

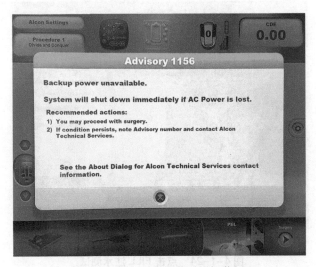

图 4-1-26　通告屏幕对话框范例

2. 警告:生成警告以提示非系统故障(图 4-1-27),不会影响整个系统。

解决方法:出现警告时,出现以下信息:如果需要,继续使用受限的功能。

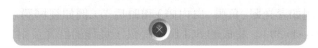

Warning 109

Fluidics not available.

Recommended actions:
1) Record Warning number.
2) Restart system.
3) If problem persists, contact Alcon Technical Services.

图4-1-27　警告屏幕对话框范例

3.系统故障:系统故障是由于事件或硬件问题导致的意外情况的结果,不能够运行所要求的服务,或者可能导致不可接受的风险(图4-1-28)。

解决方法:当检测到系统故障时,出现以下信息:①所有机制不能运行。②显示一个对话框提示故障。如果系统故障在系统初始化、关机,或当触摸屏图形软件不可用时出现,则故障对话框将以英文显示。所有功能要求均已忽略,包括按键激活。

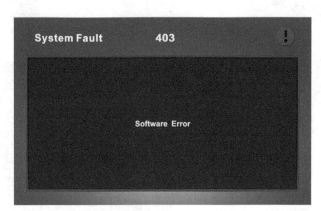

System Fault　　403

Software Error

图4-1-28　故障屏幕对话框范例

【维护保养】

专人负责,定期检测。操作人员要熟练掌握操作程序及仪器的性能。

1.使用消毒湿巾擦拭设备控制台面板、脚踏和遥控器。

2.使用软布、非研磨布毛巾和温和清洁剂,来清洁触摸屏。将清洁剂用于毛巾上而不是触摸屏上。

    3. 定期检查底盘外观。

    4. 注意控件、连接头和指示灯的正确操作。

    5. 损坏的硬件必须更换以确保安全操作。

三、眼科显微镜

    眼科显微镜是指由光源聚光器、目镜和物镜组成的复式显微放大装置。它是由一个透镜或几个透镜的组合构成的一种光学仪器,主要用于放大微小物体使人的肉眼所能看到。下面以常用到的两款显微镜为例进行介绍。

(一)LUMERA 700 显微镜

【简介-工作原理】

    用于眼前节(例如青光眼、角膜、白内障)和眼后节(例如视网膜、玻璃体)的手术过程(图4-1-29、图4-1-30)。集成的SCI照明提供了最佳的红光反射,并产生高锐度、高对比度的患者眼部图像。快速调焦功能允许焦点在指定的范围内快速移动,并允许医生长距离地移动焦点(例如折叠晶体)并返回到其初始位置。辅助功能如角膜镜或集成的裂隙灯照明器可以扩展医生的工作范围。在完成手术过程后,系统通过待机位置或复位功能可以复位到选中的、可自由编程的起始参数,以保证下次手术的最佳起始位置。

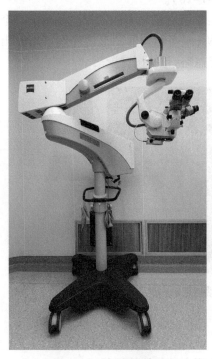

图4-1-29　眼科显微镜

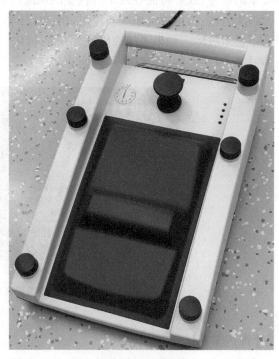

图4-1-30　脚踏

【SOP 操作步骤】

1. 固定底座的脚踏板锁,将支架固定住。确保支架不会发生滚动(图4-1-31)。

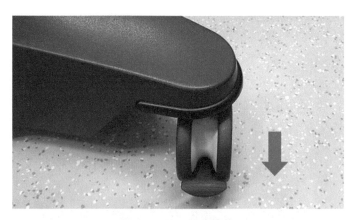

图4-1-31　固定底座

2. 连接电源,将脚踏放于手术医师脚下。
3. 根据手术医师的屈光状态调节合适的屈光度及瞳距(图4-1-32)。

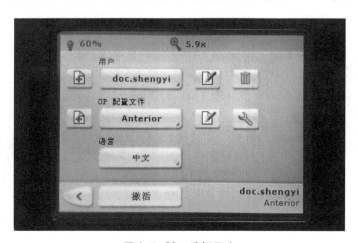

图4-1-32　选择医生

4. 开机及设置:按下位于支架上的开关,此时,电磁锁开关可正常使用。禁止在未通电情况下强行移动显微镜支架臂。

5. 调节平衡:除非增减附件,否则不必每次开机都调节平衡。

【注意事项】

1. 重要功能(XY 运动、调焦、缩放、亮度控制)之一发生故障,将导致更多功能无法使用。

解决方法:①按下按钮(1)切换到手动模式(图4-1-33)。在手动模式中,光源被设置到中等强度,调焦驱动和缩放系统都不能电动控制。②在 X 和 Y 方向手动移动显微镜以定位。手动上下移动显微镜进行调焦。使用旋钮(2)改变缩放数值(放大倍数)(图4-1-34)。使用旋钮(3),手动设置内置照明。使用旋钮(4),手动设置内置裂隙灯(图4-1-35)。

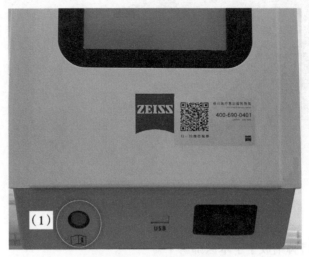

图4-1-33 切换手动模式

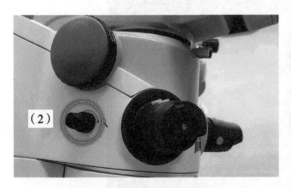

图4-1-34 手动缩放数值

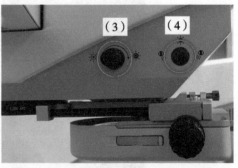

图4-1-35 手动设置内置照明与裂隙灯

2. 模块发生过热,如果通风孔被遮住,无菌罩将会导致灯泡模块发生过热并使灯泡钝化。

解决方法:请不要遮挡通风孔。

3. 主灯泡不亮,该如何操作?

解决方法:灯罩中有一个备用灯泡,会在主灯泡发生故障时自动切入到照明光束通路。如果自动旋入功能失效,您可以手动旋入备用灯泡。

4. 广角镜推到位置后主镜未发生自动反转倒像。

解决方法:怀疑机器信号未通讯到,暂停重新启动显微镜。

【维护保养】

专人负责,定期检测。操作人员要熟练掌握操作程序及仪器的性能。

1. 清洁光学器件表面

(1)光学部件有多层镀膜(例如:目镜、物镜)以保证最佳的图像质量,使用专用镜头清洁湿巾擦拭目镜和物镜(图4-1-36)。

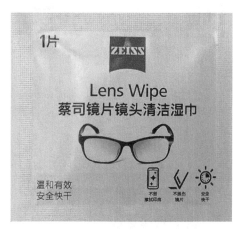

图4-1-36 专用清洁湿巾

(2)要保护内部光学设备防止灰尘污染,系统不得在没有物镜、双目镜筒和目镜时存放。

(3)使用完成后,在系统表面覆上防尘罩。

(4)不要使用任何化学清洁剂或腐蚀性溶剂。

(5)使用压缩吹风机吹走光学器件表面的灰尘或者使用无油脂的干净刷子清除灰尘。

2. 防止雾化

(1)要保护目镜的光学器件防止雾化,防雾溶剂不仅能保证光学仪器上不产生雾气。还可以防止灰尘、油脂、污垢、绒毛和手指印等污染物。

(2)可以使用湿布进行擦拭,不要使用任何有腐蚀性或研磨性溶剂。

(二)F40 显微镜

【简介-工作原理】

通过放大倍率和照明改善物体的可视性,可以用于观察和记录以及用于患者,具有增强的红光反射,满足了眼外科医生的最高专业要求,可更加准确高效地进行白内障手术。独特的照明解决方案,结合了 LED 和卤素灯,可产生明亮稳定的红光反射。高清视频可进行案例分享和讨论,开放式架构易于集成玻璃体视网膜配件(图4-1-37)。

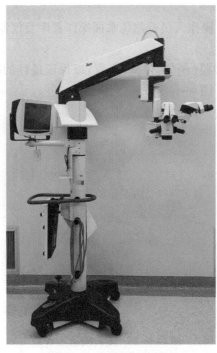

图 4-1-37　眼科显微镜

【SOP 操作步骤】

1. 将手术显微镜固定在手术台上的所需位置,并锁紧落地式支架的制动器(图 4-1-38)。

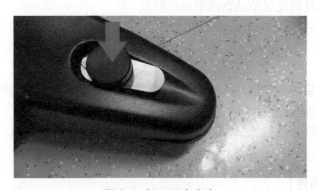

图 4-1-38　固定底座

2. 平衡摇臂,旋转摇臂至合适的位置。

3. 功能检查:在开启显微镜之前,确保 X 和 Y 轴以及调焦马达的运动路径上无阻碍,开启显微镜;检查主照明 1、主照明 2 及 OttoFlex™ Ⅱ 红反射光源(图 4-1-39)。

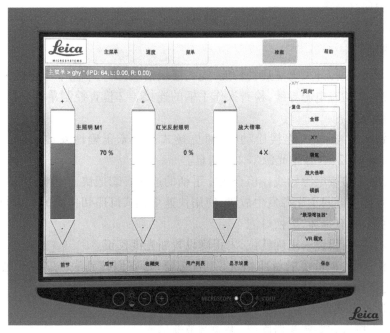

图 4-1-39　简易操作示意

4. 功能检查:检查脚踏开关/手控开关,检查各项功能,使用操作手柄和遥控制动器释放装置,检查制动器功能,检查广角观察系统各项功能。

5. 选择合适的用户或手术设置(图 4-1-40)。

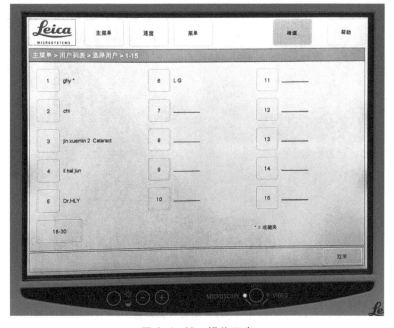

图 4-1-40　操作示意

6. 调节镜筒及目镜。

7. 使用完毕后,将显微镜恢复到锁止位,关闭电源,使用防尘罩遮盖显微镜。

【注意事项】

1. 脚踏开关/手控开关无法启动功能:缆线连接松动,控制单元中功能指派不正确。

解决方法:①检查电源导线,检查操作手柄的连接。②检查控制单元上脚踏开关,脚踏开关的功能分配。

2. 显微镜无光线:缆线连接松动,快速更换式灯座未正确地安放,灯泡故障,出现"Check Mainlamp1/2(检查主光源1/2)"信息。

解决方法:①检查电源导线。检查操作手柄的连接。②把快速更换式灯座移到另一边。③如果在操作期间主光源发生故障,使用快速更换式灯座切换到另一盏灯。操作结束后,检查灯泡,如有损坏,更换灯泡。

3. 图像不清晰:目镜未正确就位,未正确设置屈光度校正。

解决方法:①检查目镜的就座情况,如有必要,将它们拧到底。②完全遵循说明操作,执行屈光度校正。

4. 无法通过电动方式实现变倍:变倍马达故障。

解决方法:按入并旋转变倍旋钮,手动调节变倍比。

5. 无法移动手术显微镜或者移动显微镜需要很大的力量:缆线挤压,未释放运输锁。

解决方法:①重新分布受影响的缆线。②释放运输锁。

【维护保养】

专人负责,定期检测。操作人员要熟练掌握操作程序及仪器的性能。

1. 当在手术室移动显微镜时,必须把摇臂折叠起来锁住并且启用闸,否则摇臂可能失控漂移且支架可能倾倒(图4-1-41)。不移动时,应始终锁定脚闸。机器无人看管时,必须关机。

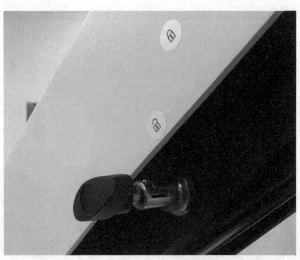

图4-1-41 闸锁开关示意

2.如果需要重新装配显微镜,应在手术之前完成装配。如果需要在手术过程中更改设置,应将显微镜旋至术野之外。重新安装配件之前,应始终锁定摇臂。重新安装配件之后,重新平衡摇臂上的显微镜。

3.禁止在仪器处于非平衡状态时使用操作手柄或遥控制动器释放装置。

4.禁止将手放在气压弹簧和摇臂之间,摇臂运动时可能会导致挤伤。

5.定期检查物镜、目镜是否脏污。油污可用专用镜头清洁湿巾,由内向外画圆擦拭。

6.放在绝对无水处,注意防止倾斜、震动、碰撞,确保设备安全接地。使用温度:10~40 ℃,使用湿度:30%~95%,存放温度:-40~70 ℃,存放湿度:10%~100%。

四、眼科冷冻治疗仪

随着科学技术的发展,新型冷冻器械在形状、性能等方面也发生了划时代的变化。二氧化碳冷冻机在多项指标上已达到了国际先进水平,为促进我国冷冻医学更快地发展奠定了坚实的基础。由于现代化冷冻器械的温度可控性以及多种精巧形状冷冻探头的成功制造,拓宽了冷冻的适应证及临床应用。下面以常用冷冻治疗仪为例进行介绍。

【简介-工作原理】

二氧化碳眼科冷冻治疗仪是采用液态二氧化碳为制冷剂,以焦尔-汤姆逊节流制冷效应为原理设计的医疗器械。通常由低温工质、储存容器、输送装置和冷冻探头组成(图4-1-42)。冷冻探头直接作用于人体治疗部位。用于使眼部组织产生冷冻坏死、炎症反应或冷冻粘连。临床应用于眼睑、结膜、视网膜、角膜疾病的治疗,青光眼、白内障冷冻手术,以及眼部肿瘤的冷冻摘除术等。

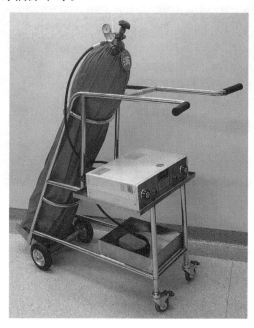

图4-1-42　眼科冷冻治疗仪

【SOP 操作步骤】

1. 选用医用液态二氧化碳,连接阀门、压力表。

2. 打开阀门,压力值在 5.1 ~ 6.5 MPa(图 4-1-43)。

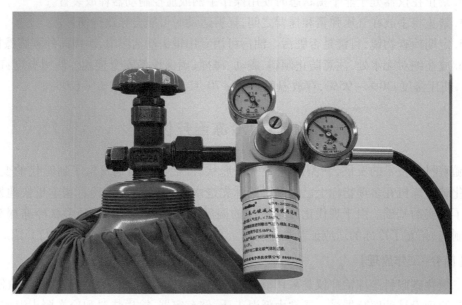

图 4-1-43　压力数值

3. 连接冷凝笔,主机开关调至 ON,测试制冷及解冻效果(图 4-1-44)。

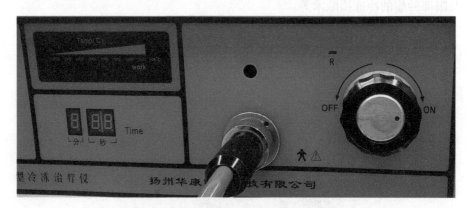

图 4-1-44　操作示意

4. 关闭阀门开关,释放主机内存留气体(多次重复踩下脚踏),关闭主机开关调至 OFF。

5. 盘放脚踏管道。

【注意事项】

1. 制冷和解冻效果不好。

解决方法:使用符合要求的液态二氧化碳,调节气源输入压力值,更换冷凝笔或更换输气管两端的密封圈。

2. 仪器不制冷。

解决方法:储存气瓶的环境温度过低,连接主机时温差不大,气压达不到 5.0 MPa 或气体压力快速上升,产生大量的干冰进入冷凝笔导致制冷断续、阻塞。冷凝笔或脚踏严重漏气无法正常打开阀门需立即更换。若有 2 个输出端冷冻治疗仪,当一侧孔不制冷,检查气体压力和管道泄漏情况,可换用另一侧的输出口。

3. 冷凝笔插头不能正常拔下。

解决方法:手术结束后或在更换冷凝笔不能顺利拔出时,应先关闭阀门气源,释放主机内存留的气体(多次重复踩下脚踏)。

【维护保养】

专人负责,定期检测。操作人员要熟练掌握操作程序及仪器的性能。

1. 选用医用液态二氧化碳,纯度>99%,气体压力 5.1 ~ 6.5 MPa,仪器工作环境温度 20 ~ 25 ℃。使用保存时保持垂直位置。

2. 采用正确的消毒方法:冷凝笔采用常规高温高压消毒或低温等离子灭菌方法。

3. 不同治疗选择不同直径大小的冷凝笔头。

4. 正确使用脚踏,打结弯折将影响气体的通畅,导致导管爆裂。

5. 保护冷凝笔探头,使用和清洗消毒时注意保护头部,清洗后套上保护帽,以免在搬运消毒时造成碰撞损坏(图 4-1-45)。

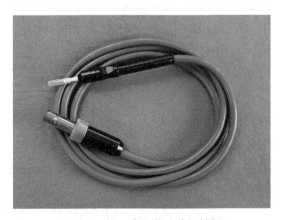

图 4-1-45　冷凝笔硅胶保护帽

6. 更换新气瓶时应先擦拭气瓶阀口,先打开一下开关,排除阀口处的灰尘及不纯气体。

五、高频电刀

高频电刀是一种取代机械手术刀进行组织切割的电外科器械。它通过有效电极尖端产生的高频高压电流与肌体接触时对组织进行加热,实现对肌体组织的分离和凝固,从而起到切割和止血的目的。下面以常用高频电刀为例进行介绍。

【简介-工作原理】

高频电刀(图4-1-46),它是利用射频(radio frequency)原理,将高频和高压的电流,通过刀笔作用到病患部位,利用刀笔尖端对所接触的组织产生的瞬间烧灼现象,以达到切割和凝血的效果。而作用到人体的电流,则必须经过负极板流回高频电刀内部,以形成完整的回路。高频电刀在减少术中出血、节约手术时间、对切口杀菌、减少感染机会等很多方面具有明显的优越性。

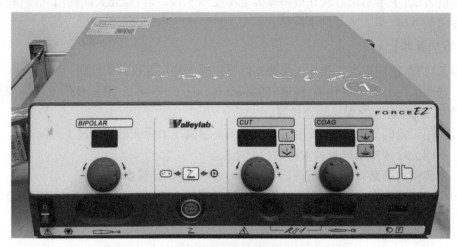

图4-1-46　高频电刀

【SOP 操作步骤】

1. 使用前

(1)接通电源,连接电极线。

(2)检查各连接线与输出是否正常,贴好负极板(图4-1-47)。

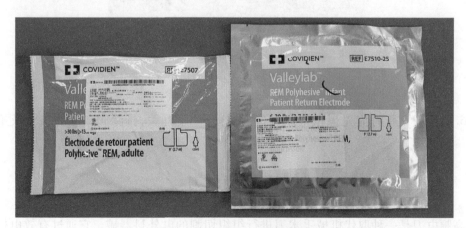

图4-1-47　成人、儿童负极板

2. 使用中

(1)将电刀笔与机器连接。

(2)根据手术需要调整电切与电凝的输出功率(图4-1-48)。

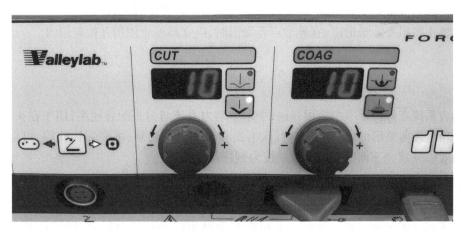

图4-1-48　参数调整

3. 使用后

(1)关闭高频电刀电源开关,揭除负极板,检查皮肤。

(2)毁形处理一次性使用医用电刀。

4. 典型功率设置　功率<30 W:眼整形手术、眼眶手术、青光眼手术。

【注意事项】

1. 按下开关后无反应。

解决方法:检查电源线与强电是否完好,并连接正常。检查电源开关是否完好。

2. 开机不能完成自检。

解决方法:重启。检查低电压电源板与主板间的连接线接触是否良好。

3. 代码:错误194-198。

解决方法:请拔下所有刀笔与脚控开关后重新启动。

4. 代码:错误190-193。

解决方法:请检查是否有按键按下后没有弹起。

5. 电刀不能启动。

解决方法:更换刀笔或脚控开关。检查负极板粘贴位置。

6. 电刀启动但无输出。

解决方法:单极1脚控开关只能启动单极1插座内的刀笔,单极2同理。更换刀笔。

【维护保养】

专人负责,定期检测。操作人员要熟练掌握操作程序及仪器的性能。

1. 高频电刀的供电电源应经过带有可靠接地线的三孔插座提供给机器,它可保证电刀的金属外壳、保护或功能的接地端点可靠接地。

2. 不得靠近易燃易爆的气体、液体或其他物质。

3. 避免设备漏电或短路,勿将电线缠绕在金属物品上。

4. 在不能预知正常功率时,应从小到大逐步试验到刚好够用为止。

5. 检查负极板的安放情况、极板及刀头电缆的完好程度、机器状态。

6. 禁止将报警系统消声,有异常声音发出时,应立即停止使用并检查原因。

六、动力系统

动力系统在外科手术中应用普遍,手术中动力系统与刀头配合使用,用于在头颈、耳鼻喉、口腔、颌面整形的外科手术中对软组织和骨骼进行切割、削磨和钻孔等,可以使手术以高效率完成。下面以常用动力系统为例进行介绍。

【简介-工作原理】

动力系统常用于耳鼻喉、神经外科、颅底外科、小骨脊柱、口腔颌面等微创外科。高速风冷式 80 000 r/min 转速和强大的扭矩避免钻头启动时径向抖动,提供切割与研磨(图 4-1-49)。同时避免对周围神经组织的损伤。风冷技术,自身冷却,马达可长时间连续工作。避免因水冷系统的冷却液长期使用生理盐水对马达造成损伤。

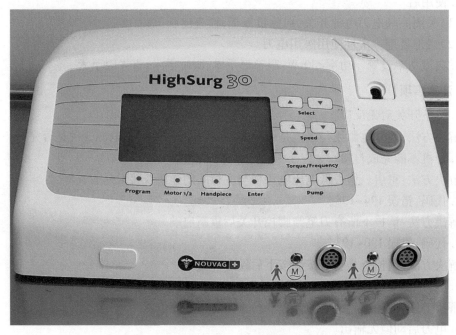

图 4-1-49　动力系统

【SOP 操作步骤】

1. 将电源线插入主机背面的三芯孔,插好后按电源开关即可开机,显示屏工作(图 4-1-50)。

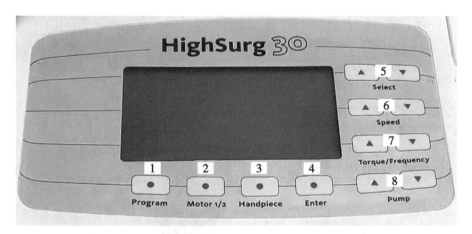

1. 程度选择键;2.马达选择键;3.手柄选择键;4.参数设置键;5.选择键,左键显示软件版本,
右键显示连接机器类型,两键同时按可恢复出厂设置;6.手柄速度选择键;7.扭矩、频率选择键;
8.引流泵流速调节键。

图4-1-50 显示屏

2. 本机有 10 个程序可调,根据不同的手术选择程序。

3. 马达接头安装:将马达接头插入主机正面上的马达接口,用马达接头上的矩形凸起对准主机插口上的红点插入,会听到咔的一声,代表已连接入位(图4-1-51)。

马达接头的拆卸:拆卸时需用手握住如图4-1-51所示褶皱部位向外拔出。

注意:因插头有卡扣,不可牵拉马达线向外拔出,否则会损坏设备。

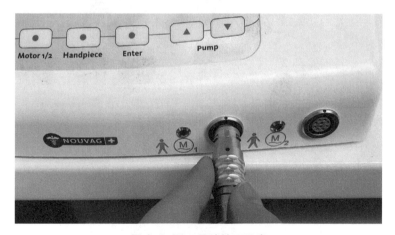

图4-1-51 马达接口示意

4. 脚踏的连接:将脚踏插头插入主机背面的脚踏插孔,用脚踏插头双向白色箭头对准脚踏插孔上的倒三角标记点插入(图4-1-52)。

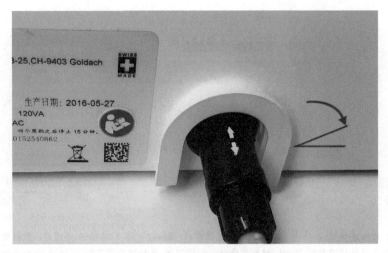

图4-1-52　脚踏接口示意

脚踏的拆卸:拆卸时需握住白色箭头部位向外拔出。

注意:因插头有卡扣,不可牵拉马达线向外拔出,否则会损坏设备。

5.脚踏板操作说明(方便医生术中操作设备,图4-1-53)。

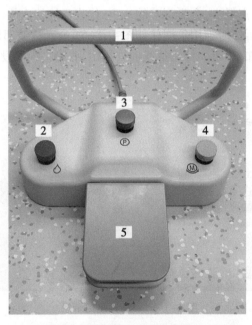

1.脚架;2.泵控制键;3.程序控制键;4.马达控
制键;5.脚踏。

图4-1-53　脚踏板操作说明

(1)脚架:方便操作者用脚调整脚踏位置。

（2）泵控制键：短按此键可以控制泵的开关和关闭，长按此键可增加泵的流速，观察屏幕以确定目标值。

（3）程序控制键：短按此键程序+1，长按此键程序−1，观察屏幕以确定目标值。

（4）马达控制键：短按此键可切换马达旋转方向，长按此键可切换马达。

（5）脚踏：轻踏踏板，电机以低速转动；踏板到底，电机以设定最大转动速度转动，如果泵显示 ON 则泵随之启动。

【注意事项】

1.脚踏常见故障：控制失灵，手柄自转，电缆线老化、破损，接头插针断针，接头变形等。

失速：接上手柄，手柄会自动转。

解决方法：维修，更换脚踏传感器。

2.电缆线故障：多数情况为电缆内阻变大、氧化等，或电缆线的外皮破裂。

解决方法：更换电缆，维修电缆。

3.接头故障：多数情况为接头内部针断裂，接头变形。

解决方法：更换接头，更换轴承。

【维护保养】

专人负责，定期检测。操作人员要熟练掌握操作程序及仪器的性能。

1.手柄上没有装磨头或其他物品时，不能工作。

2.手柄不工作时，一定头朝下放好。

3.手术中更换磨头时，一定先解锁，更换并锁定后工作。

4.经常检查磨头的磨损情况，如发现磨头不锋利时，需及时更换。

5.手术后及时对手柄进行清洁和润滑。

6.小心轻放，避免摔碰。

第二节　手术部(室)特殊仪器设备

一、超高清内窥镜手术系统

鼻内窥镜是一种能对鼻腔进行详细检查的光学设备，可以很方便地通过狭窄的鼻腔和鼻道内的结构，来对鼻腔和鼻咽部甚至鼻窦内部结构进行检查，通过配套的手术器械还能对鼻腔疾病进行精细的治疗，使手术能够达到传统手术无法到达的区域。下面以常用鼻内窥镜为例进行介绍。

【简介-工作原理】

鼻内窥镜（图4-2-1）有良好的照明作用及放大成像特点，可放大至数十至数百倍。

有利于医生清晰而详细地观察鼻腔各个部位的隐匿性病变,如一些早期病变,或者是鼻部癌前病变。内窥镜检查能以最少的伤害,达成观察人体内部器官的目的。

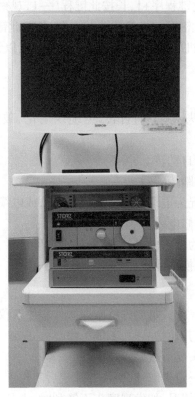

图 4-2-1　鼻内窥镜

【SOP 操作步骤】

1. 将 H3-Z SPIES 摄像头插入 H3-LINK 主机接口(如连接摄像头后监视器无图像,请检查通道选择是否正确,图 4-2-2)。

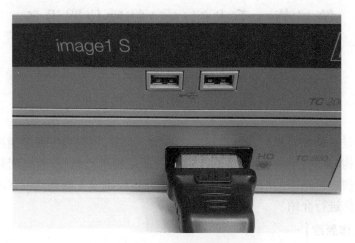

图 4-2-2　连接摄像头

2. 将电子镜线缆插入 X-LINK 主机接口,将光源连接器插入冷光源主机通光孔(如连接电子镜后监视器无图像,请检查通道选择是否正确,图 4-2-3)。

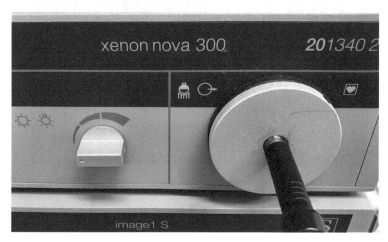

图4-2-3　连接冷光源

3. 选择适宜度数的镜头及冷光源连接摄像头(图 4-2-4)。

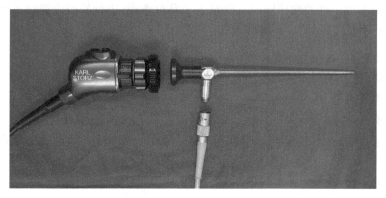

图4-2-4　正确连接示意

4. 通过 IMAGE 1 CONNECT 主机白平衡键可实现白平衡功能,当监视器中显示"White Balance OK",则表示白平衡调节完成(调节白平衡时光源亮度需要调节到30% 左右,图 4-2-5)。

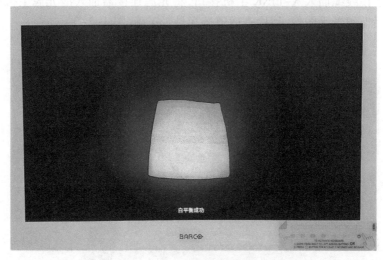

图 4-2-5 白平衡调节完成

5. 摄像头功能 3 个设定:按下 H3-Z SPIES 或电子镜的菜单键,在监视器中会显示出用户菜单,通过摄像头/电子镜镜身的上下翻页键,实现功能选择,3 个快捷键可以设置 6 个快捷功能。

6. 带有 USB 端口 IMAGE 1 CONNECT 的主机,可连接 U 盘或移动硬盘(FAT32 格式),通过摄像头设定好的快捷键或者键盘进入菜单选项,进行拍照或视频录制的操作。

【注意事项】

1. 图像中有尘粒或起雾,成像模糊:镜子密封性不良。

解决方法:建议不要频繁更换消毒灭菌方法,高温高压灭菌后必须自然冷却,用戊二醛消毒时间不得超过 10 h,不可用超声波清洗机清洗。

2. 成像不清楚或局部不成像,或图像中局部发亮等:内部柱状镜体碎裂。

解决方法:单独存放避免与其他器械碰撞,必须轻取轻放,不能使用超声波清洗机清洗。

3. 镜子前端物镜受损或密封性破坏,成像不清楚:被电刀、射频、动力等辅助设备打伤。

解决方法:使用辅助设备时,要保证在视野内安全操作。

4. 镜子导光性能差,图像显示偏暗(光源和光纤确认正常):镜子导光束接头内光纤受污。

解决方法:清洗保养时,导光接头处需要拆卸清洗;注意光源亮度调整。

5. 镜身变形,无法正常成像:大力弯折或空中掉落所致。

解决方法:术中调整视野角度时需保护好镜子本身,镜子与鞘管连接时必须对准位置并用卡锁固定,不宜过猛。

【维护保养】

专人负责,定期检测。操作人员要熟练掌握操作程序及仪器的性能。

1. H3-ZSPIES 摄像头

(1)使用中,尽量不要扭曲摄像头连线和导光束,术后将摄像头擦净(使用碘伏)并盘圆放置,严禁折叠、扭曲(图4-2-6)。

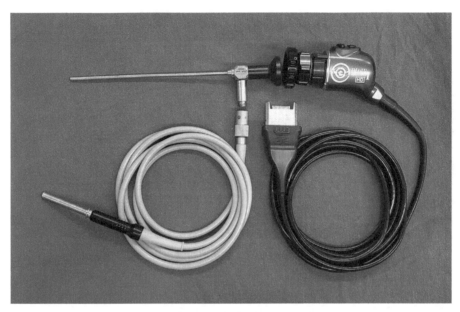

图4-2-6 正确盘放

(2)对于不可以进行高温高压消毒的摄像头,切忌进行高温高压消毒。

(3)推荐使用环氧乙烷(ETO)气体进行摄像头的消毒灭菌,也可以采用低温等离子法对摄像头进行消毒灭菌。

2. 电子镜正确的操作方法

(1)手术前需检查镜体表面是否完整无破损。

(2)器械、光纤完全伸出通道后才能开始操作。

(3)进镜子时镜体要尽量伸直,可用导丝辅助。

(4)激光碎石时多使用引导光瞄准,避免误击镜体。

(5)只有在镜体前端弯曲部完全伸直的状态下才能插入器械、激光光纤。

(6)如果手术室条件许可,尽量使用 X 射线辅助观察镜体弯曲部是否完全伸直。

3. 正确的清洗方法

(1)器械通道拆卸清洗,使用清洁刷清洁镜体内部和各部件。必要时可以使用空气枪。

(2)镜体可以使用纱布轻柔地擦拭,禁止采取拉、挤镜体的动作。

（3）气体灭菌时必须将气体补偿封帽（11025E）盖上，以平衡镜体内外压力，避免镜体撑破。建议首选环氧乙烷（ETO）气体进行电子镜的消毒灭菌。

（4）配置专用消毒盒（图4-2-7）。

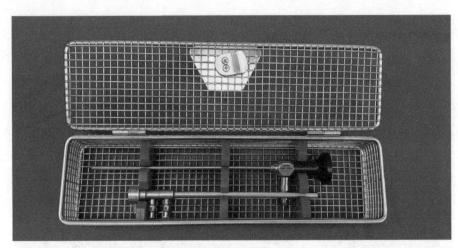

图4-2-7　专用消毒盒

二、泪道便携式半导体激光治疗仪

目前针对泪道阻塞，泪道激光技术是最先进的治疗方法之一，其优点是对周围组织热损伤小、时间短、不出血、不住院、不开刀，是理想的泪道重造技术。泪道激光不但对单纯泪道阻塞治疗效果好，对泪小管外伤瘢痕阻塞、泪囊鼻腔吻合术失败者都能取得良好的临床效果。此外，泪道激光是微创手术，反复多次手术均可取得满意效果。再加上手术费用少，获得了泪溢症患者的广泛欢迎与好评。下面以常用激光治疗仪为例进行介绍。

【简介-工作原理】

在高功率激光的输出下，组织细胞能够被碳化、被去除或通过气化而引发分离（图4-2-8）。在低功率输出时，组织或血管的加热将产生组织内酶的变性和血管的凝固。为了达到治疗的作用，激光采用了光纤耦合输出，通过瞄准光对准需要治疗的目标，使得激光的治疗光束能够精确聚焦到病灶位置，以达到最小程度的对周围组织的损害。使用激光进行治疗，与其他治疗方法相比，在减少对患者的精神创伤和增进疗效方面有显著的优势。

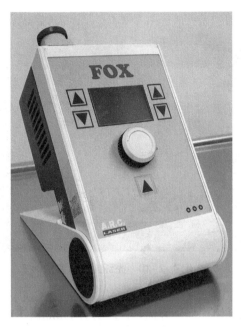

图 4-2-8 激光治疗仪

【SOP 操作步骤】

1. 固定设备:吸盘。

2. 同时按下在面板上的 2 个箭头按键 2 s 后,启动激光设备,FOX 进入自检程序,输入密码进入操作界面(图 4-2-9)。

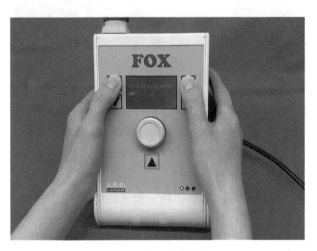

图 4-2-9 开机示意

3. 光纤插入端口,插入时应感觉到"咔哒"声表示光纤已插入到位,如果光纤没有插入到位,则"Ready"键不起作用,激光不能进入治疗状态(图 4-2-10)。

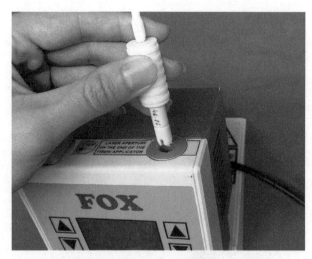

图4-2-10　光纤连接示意

4.选择医生界面,选择治疗程序界面,程序变为高亮点击"OK"(图4-2-11)。

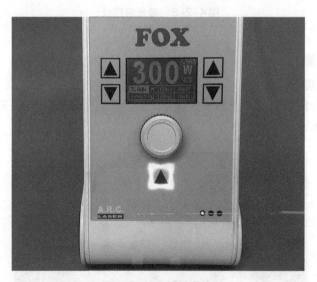

图4-2-11　治疗状态

5.关机:将支撑底板的翻盖合起,就切断了激光的电源。

【注意事项】

1.无法开机。

解决办法:①确认电池已充电并且开关是正常接通状态。②设备的红色急停开关是在拉出的位置。

2.无瞄准光:激光在"待机"状态,瞄准光的亮度设为"0",瞄准光的发光二极管损坏。

解决方法:按下"Ready"键,提高亮度,联系维修人员。

3.没有激光发射,但瞄准光可见:没有连接脚踏开关,脚踏开关故障。

解决方法:检查脚踏开关是否连接正确,与充电器连接。

4.没有瞄准光,激光也不能发射:光纤没有连接到设备上或直插式光纤接口连接故障。

解决方法:检查光纤或光纤插头。

【维护保养】

维护保养应专人负责,定期检测。操作人员要熟练掌握操作程序及仪器的性能。

1.清洁激光时应断开充电器与电源的连接。可用潮湿的棉布对外壳进行清洁,严重的污渍可多用力擦,注意清洁时,绝不能让水进到设备内部。

2.清洁时,棉布不能太湿,不能使用清洁剂或消毒液清洁,否则可能引起设备故障。

3.不要直接去看光纤中射出的激光,否则会造成对视网膜的损伤。

4.佩戴安全防护眼镜。

三、角膜板层刀

角膜板层刀能够进行准分子激光(LASIK)手术、前弹力层下激光角膜磨镶术(SBK)、后弹力层剥除自动角膜内皮移植(DSAEK)手术及角膜移植手术。全面实现真正的个体化定制角膜瓣。安全性高,不受角膜曲率的影响,切削的角膜瓣厚度均匀一致。下面以常用角膜板层刀为例进行介绍。

【简介-工作原理】

旋转式微型角膜板层切削刀是最先进、最安全的微型角膜刀(图4-2-12)。对小眼球、深眼眶、角膜曲率较平的眼睛也得心应手。性能稳定可靠,操作简单方便,大大提高了LASIK手术的安全性。是全球眼科医生公认的最安全、可靠、方便的角膜板层刀,为手术治疗的高效和安全提供了可靠保障。

【SOP 操作步骤】

1.在主机后面板处:连接电源线以及脚踏连线。

2.打开电源开关,主机进入自动监测主板状态。

3.在主板前面板右侧模式栏,选择 One-Use-Plus 模式。

4.按主机前面板中央 TEST 按键,主机进入测试气泵步骤。

5.有 P1 和 P2 两个气泵,压力差值大于 500 mmHg,或者主机没有显示红灯即表示主机通过检测。

6.将角膜移植马达手柄连接至 One-Use-Plus 端口(图4-2-13)。

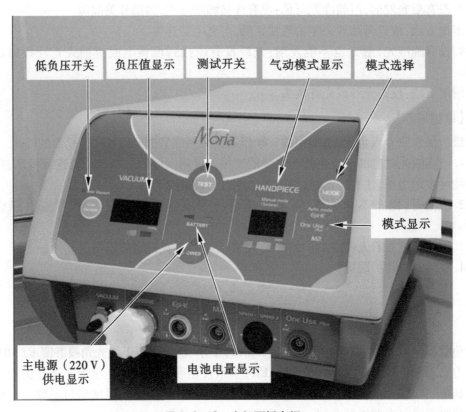

图 4-2-12 主机面板介绍

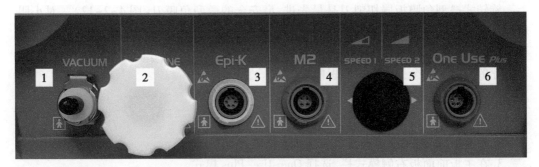

1. 负压管接口; 2. 气垫软管接口; 3. EPI-K 接口; 4. M2 接口; 5. 速度 1/速度 2 选择开关; 6. One-Use-plus 接口。

图 4-2-13 接口分布

【注意事项】

1. 遇到刀片不振动或者马达前进和后退不工作。

解决方法: ①确认刀头是否安装到位, 并且刀片刀刃向下。②检查马达手柄的连线是否正确连接。③脚踏开关的连线是否正常。

2. 人工前房压力不够。

解决方法：①检查人工前房是否密闭，是否有漏气现象。②检查开关阀是否关闭。③检查人工前房的螺旋环是否旋紧。

3. 主机有红色灯亮起。

解决方法：①查看电源线是否正确连接。②重新测试主机看是否能消除红色灯。

【维护保养】

专人负责，定期检测。操作人员要熟练掌握操作程序及仪器的性能。

1. 在主机泵启动工作时，不要关闭主机电源。

2. 在主机电源 Battery 等红灯闪烁时，请务必及时连接电源线充电。

3. 定期清洁保养主机。用清洁布定期擦拭表面即可，定期维修保养设备。

第三节　手术部（室）仪器设备管理

一、仪器设备申请审批

科室需要购置设备及设备维修所需配件时，需按照以下规定向医学装备部提出书面采购申请，医学装备部按照程序交相关领导审批后交采供办采购。科室不得违规私自采购使用仪器设备。

（一）年度购置计划内医学装备申请审批流程

科室填写《××医院医疗设备年度购置计划审批表》、科室主任签字、科室主管院领导批示、医学装备管理委员会组织相关专家论证、论证结果提交院长办公会审批、院长办公会下发会议纪要通知，拟定招标参数交使用部门负责人、医学装备部、医学装备部主管院领导签字后提交采供办，采供办采购。

（二）不列入年度购置计划医学装备申请审批流程

根据仪器设备的金额分以下几种。

1. 金额在 1 000 元（含 1 000 元）以上，5 万元以下　申请科室填写《××医院医疗设备购置（维修）申请表》（图4-1）并由科室负责人签字、医学装备部负责人审批、申请科室主管职能部门审批、申请科室主管院领导审批、医学装备部主管院领导审批，交运营管理部采供办采购。

2. 金额在 5 万元（含 5 万元）以上，50 万元以下　申请科室填写《××医院医疗设备购置（维修）申请表》并由科室负责人签字、医学装备部负责人审批、申请科室主管职能部门审批、申请科室主管院领导审批、医学装备部主管院领导审批、院长审批，交运营管理部采供办采购。

3. 金额在 50 万元（含 50 万元）以上　申请科室填写《××医院医疗设备购置（维修）

申请表》并由科室负责人签字、医学装备部负责人审批、申请科室主管职能部门审批、申请科室主管院领导审批、医学装备部主管院领导审批、院长审批。审批完成后,由医学装备管理委员会组织专家进行可行性论证,论证结果提交院长办公会研究通过后,交运营管理部采供办采购。

（三）紧急购置申请审批流程

因突发事件等特殊情况,需紧急购置的设备、配件或维修,可通过电话或其他形式向相关院领导报告,经审批同意后予以办理,事后应及时补办相关手续。

（四）维修及配件申请审批流程

医疗设备维修需科室填写《××医院医疗设备购置（维修）申请表》,申请审批流程同上（表4-3-1）。

表4-3-1　医院医疗设备购置（维修）申请表

设备购置□		配件购置□		设备维修□		设备保修□	
申请科室		联系电话			申请时间		
名称		规格型号		单位	数量		单价

以下内容可附页：

1. 申请理由：□现有设备不够；□设备老化,需要更新；□开展新业务新技术需要；□科研需要
2. 资金来源：□科室自筹资金；□科研资金
3. 现有同类设备数量及工作量情况
4. 预期经济效益分析（含省内收费代码及收费标准、预期工作量及成本回收时间）
5. 如原有设备老化需要更新,请附医疗设备报废审批表（联系内线××××）

申请科室 负责人	（签名、日期）	医学装备部 负责人	（签名、日期）
医学装备部 主管院领导 （金额≥1 000元）	（签名、日期）	申请科室 归口管理部门 （金额≥1万元）	（签名、日期）
申请科室 主管院领导 （金额≥1 000元）	（签名、日期）	院长审批 （金额≥5万元）	（签名、日期）
运营管理部采供办 签收登记			（签名、日期）

二、仪器设备使用与报修

1. 仪器设备使用前必须制定操作规范,操作规范由医学装备部制定。必须按照操作规范进行操作,不熟悉设备性能和未掌握操作方法者不得开机。

2. 科室应建立仪器设备清单,记录本科室所有设备型号、SN 号等信息。每台仪器设备必须粘贴配备:固定资产标识、正常使用标识、定期维护保养登记卡、操作流程说明。

3. 科室应建立医疗设备操作使用登记本和维修维护登记本,对每日开机情况、使用情况及出现的问题维修情况进行详细登记。

4. 科室设置仪器设备管理员岗位,其职责如下。

(1)负责科室医疗设备的管理工作。

(2)仪器设备的日常维护检查,定期检查完好状态。

(3)填写《医疗设备记录》《急救生命支持类设备日常保养维护维修记录本》。

(4)及时报告医疗器械不良事件。

5. 操作人员应做好仪器设备日常的使用保养,保持干燥整洁。使用完毕后,应将各种附件妥善放置。在下班前应按顺序关机,并切断电源、水源,以免发生意外事故,需连续工作的设备应做好交接班工作。

6. 科室仪器设备发生故障,应立即通知维修保障科,并悬挂设备停用标识。除专业技术人员外,任何人不得私自修理。医疗设备维修中若产生费用,填写《××医院医疗设备配件采购、维修申请表》,申请科室负责人完成签字后,递交医学装备部维修保障科。

7. 科室成立质量监控小组,组长具有专业技术职称,组员能够熟练掌握质量管理相关技能以及专业性知识,建立质量管理档案,对每次经过操作后的医疗仪器设备进行质量检测,确定该医疗设备是否能够继续使用,同时标明负责检查的人员名单,做到有迹可循。

8. 科室建立长效的风险应对和监督机制,手术室仪器设备能否有效、正确运行事关手术患者的生命安全,因此仪器设备的安全管理应常抓不懈,建立长效的风险管理制度。仪器设备风险管理制度需要包含使用培训、技术支持和维护保养等方面,同时制定具体的措施来保证制度有效落实。如对仪器设备使用者进行持续培训;增加仪器设备管理人员数量,不断提升其业务能力;制定预防性维护和使用后维护的方案;制定仪器设备故障应急处理预案,并根据预案进行演练,从而确保手术室仪器设备各个环节的风险都能有效掌控。

三、仪器设备处置报废

(一)仪器设备报废原则

1. 无法修复,修理费用接近、超过新购价格。

2. 达到或超过使用寿命年限,主要结构陈旧,不能修复且不能改装利用。

3. 耗能过高,超过国家有关标准20%以上。

4. 机型淘汰,主要零部件无法找到。

5. 不能安全运转,可能危害人身安全与健康,有不良事件隐患。

6. 失效或功能低下、技术落后,不能满足使用需求。

(二)仪器设备报废申请审批流程

申请报废医疗(含教学、科研)设备,由使用部门填写××医院《固定资产报损报废申请审批表》(表4-3-2)登记造册,并进行技术鉴定,主管部门提出调剂报废意见,财务部门办理相关手续。

表4-3-2 医院固定资产报损报废申请审批表

申报单位 医院 申报日期: 年 月 日 报废单编号:

资产编号	资产名称	规格型号	购置日期	规定年限	已用年限	原值(单价)	已提折旧	预计残值	数量	备注
报损报废原因:				鉴定小组意见:					鉴定人意见:	
申报部门意见:	医学装备部意见:	资产管理科意见:		主管院长审批:					主管财务院长审批:	
签章	签章	签章		签章					签章	

万元以上医疗(含教学、科研)设备的报废,按国家国有资产管理局《行政事业单位国有资产处置管理实施办法》的规定程序申报。凡减免税进口的医疗(含教学、科研)设备,除以上规定外还应按海关有关规定办理。待报废医疗(含教学、科研)设备在未批复前应妥善保管,已批准报废的大型医疗设备按相关程序办理。经批准报废的医疗(含教学、科研)设备,使用部门和个人不得自行处理,一律交回医学装备部统一处理。如有违反者应予追查,并交主管部门处理。

已批准报废的医疗(含教学、科研)设备在处理后,应及时办理财务销账手续,其残值收益应列入医疗设备更新费、改造基金项目专项使用。

》第五章
眼科器械管理

近年来,眼科疾病的手术治疗对器械的再处理及保养维护提出了较高的要求。术中使用的手术器械具有材质特殊、结构精密、锐利、尖细、易损等特点,而且使用周转率高。因此,对眼科手术器械建立规范的回收、清洗、清洗质量检测、包装、灭菌、存放操作规程,能极大程度延长眼科精密器械的使用寿命,降低眼科手术器械的成本,保障灭菌质量,保证器械在手术中安全应用,最大可能地保障眼科手术患者的安全。

第一节　眼科器械的管理方法

一、器械配备

内容详见第六章。

二、眼科器械的可追溯管理

(一)眼科器械的可追溯管理定义

利用自动识别和信息技术,对眼科器械的使用历史或处理过程、存放位置予以追踪的管理方式。

包括"追踪"和"溯源"两个部分。追踪部分,可以知道任一器械的流通途径、流向地点、流通路径及目前所在地点;溯源部分,可以知道任一器械的经手人、批次、编号、消毒方式等。对消毒供应中心的管理及责任事件的处理等提供可靠依据,遇到突发情况能明确召回或检查器械批次及灭菌过程等,为现代消毒供应中心管理提供数据支撑。

(二)如何实施可追溯管理

1.消毒供应中心在每份器械中放置手术器械包清单,清单中注明器械包的名称、器械种类、器械数量,并做好编号登记。

2.消毒供应中心实施追溯管理,将所有器械纳入追溯管理系统中,统一管理。器械在各环节流通过程中均要扫描,录入系统中,包括回收、清洗、检查包装、灭菌发放以及使用环节,保证器械在每一个环节都能查找到责任人,从而实现可追溯管理。

3.眼科手术室护士与消毒供应中心人员交接器械时,应核对器械数量,检查器械完整性及性能,无误后双方在器械清单上签署名字及日期,如器械有耗损但不影响手术使用时,在器械清单上注明耗损器械名称、耗损部位及原因。

4.科室质量管理员定期检查各环节操作,看有无录入系统,检查器械清洗、包装等质量,及时发现问题,及时处理(图5-1-1)。

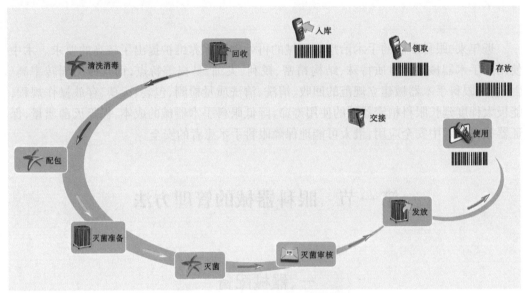

图5-1-1　眼科器械的可追溯管理

第二节　器械的回收

1.手术结束后,使用者及时正确对使用后的器械进行初步处理,采用擦拭或冲洗清除肉眼可见的血液、组织、分泌物等。

2.对器械进行清点,并将其包裹好,在包外应注明巡回护士姓名、器械名称、器械使用完毕时间,粘贴器械回收追溯二维码后放在器械回收车上。

3.首先对使用后的眼科器械进行充分的预处理,眼科精密器械的尖端套上保护套,然后放入保护垫内卡好。转运工人回收器械时要轻拿轻放,重复使用的诊疗器械、器具和物品直接置于密闭的容器内,由消毒供应中心集中回收处理。

4.被朊病毒、气性坏疽及突发原因不明的传染病病原体污染的诊疗器械、器具和物品,使用者应双层密闭包装并标明感染性疾病名称,由消毒供应中心单独回收处理。

5.不应在诊疗场所对污染的诊疗器械、器具和物品进行清点,采取密闭回收方式回收,避免反复装卸。

6.回收工具每次使用后应清洗、消毒,干燥备用。

第三节 器械的清洗

一、普通器械

(一)器械的清洗及目的

清洗是指去除医疗器械、器具和物品表面附着的污染物(包括血液、组织、蛋白质等)及部分微生物的全过程。清洗目的是能够去除器械表面污物和微生物,避免生物膜形成,确保灭菌质量。

(二)器械清洗原则

1.依据器械材质和精密程度选择适宜的清洗方式。

2.器械应先清洗后消毒,被朊病毒、气性坏疽及突发不明原因的传染病病原体污染的器械、器具和物品,使用后应双层封闭包装并注明感染性疾病名称,由消毒供应中心单独回收处理。

3.按照相应的清洗标准流程进行操作。

(三)眼科普通器械清洗方法

1.清洗前准备 工作人员清洗器械时,应当穿戴必要的防护用品,包括工作服、防水围裙、口罩、护目镜、帽子、手套、防水鞋等。

2.器械分类 根据器械特点、功能进行分开装卸,方便清洗。

3.冲洗器械 流动水下冲洗器械,除去肉眼可见的血液、黏液等污染物。

4.洗涤 遵循厂家器械说明书使用医用清洗剂进行器械及附件的洗涤。使用专用毛刷进行刷洗,关注器械的咬合面、齿面,刷洗力度要适中。

5.洗后保养 眼科手术器械应遵循器械厂家说明书的指引使用润滑剂。

6.洗后检查 清洗后的器械表面及其关节、齿牙处应光洁,无血渍、污渍、水垢、锈斑,功能完好,无损毁。

二、精密器械

(一)精密器械的检查处理

1.使用者应将重复使用的器械与一次性使用物品分开放置,去除刀片、缝针等锐器。

2.精密手术器械与常规手术器械分类放置。

3.精密手术器械放入专用容器中保护,器械放置位置安全,防掉、防碰、防压。

4.检查精密手术器械污染物初步处理情况,若污染明显,应立即擦拭处理,避免血渍干涸及堵塞管腔器械,根据需要做保湿处理。

5.检查精密器械功能是否良好,如检查光学目镜清晰度等;检查配套器械零件是否齐全,用精密器械筐妥善保存。

（二）精密器械的清洗

1.清洗用物的准备　防护用具（面罩、手套、防水围裙、防护服）、医用清洁剂、浸泡容器、各种规格清洗毛刷、压力水枪、压力气枪等。

2.冲洗、酶洗　在流动水下冲洗,软毛刷擦洗器械表面明显血迹和污迹。浸泡在含酶清洗液中 3～5 min 后擦洗或在含酶清洗液中超声清洗 3～5 min。

3.漂洗　纯化水冲洗器械表面污垢和医用清洁剂,压力水枪冲洗管腔内壁。

4.终末漂洗　纯化水彻底漂洗,管腔内壁用压力水枪冲洗,再用压力气枪吹干。

三、示例:超声乳化手柄清洗

（一）各部件名称

超声乳化手柄的各部件名称见图 5-3-1。

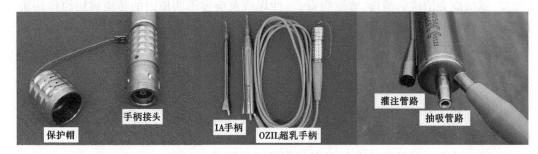

图 5-3-1　各部件名称

（二）清洗消毒操作规程

1.移除硅胶树脂冲洗套筒,在眼科专用纯水池,用流动水冲洗器械表面 15 s,旋转手柄让流动水冲洗所有表面,压力水枪冲洗抽吸、灌注管路（图 5-3-2）。

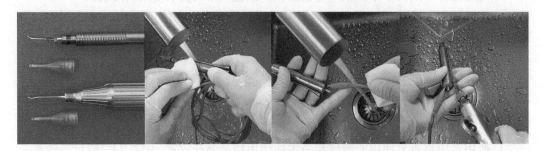

图 5-3-2　眼科器械的冲洗

2.按照医用清洁剂使用说明,配置清洗液,放置酶清洗液并浸泡 5 min。注射器推注 120 mL 酶清洗液冲洗抽吸、灌注管路（图 5-3-3）。

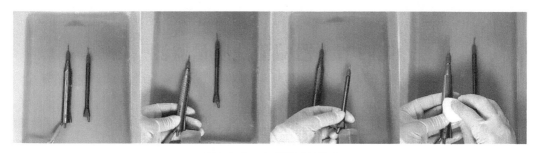

图 5-3-3　眼科器械的浸泡

3. 将清洗的器械用纯化水反复冲洗至少 30 s,直至表面洁净(图 5-3-4)。

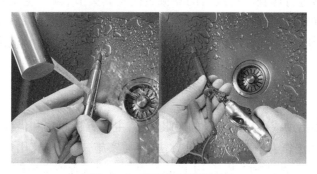

图 5-3-4　眼科器械的再冲洗

4. 纯化水彻底漂洗(图 5-3-5)。

5. 干燥:用消毒的低纤维絮擦拭手柄表面,压力气枪吹干管腔(图 5-3-6)。

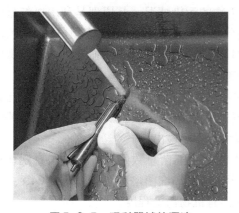

图 5-3-5　眼科器械的漂洗

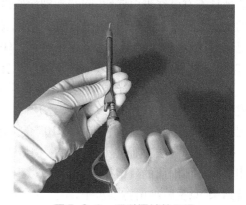

图 5-3-6　眼科器械的干燥

(三)注意事项

1. 使用者应在使用后及时去除明显污染物。

2. 清洗时不应提拉电源线,注意保护电源端。

3. 严禁超声清洗。

第四节 器械清洗质量监测

一、清洗质量基本监测要求

清洗质量应做到日常监测和定期抽查。日常监测需使用目测和（或）借助带光源放大镜对每一件器械进行检查。清洗后的器械表面及其关节、齿牙应光洁，无血渍、污渍、水垢等残留物质和锈斑，若监测不合格需重新清洗。定期抽查是指每月应至少随机抽查3～5个待灭菌包内全部物品的清洗质量，检查的内容同日常监测，并记录监测结果。

二、清洗质量监测方法

1. 视觉法　指借助或不借助工具的肉眼观察，主要有目测法和借助光源放大镜检测法（镜检法）。视觉法作为最基本的评价方法，容易实施，在临床应用最广泛。消毒供应中心日常监测：应用目测法和5倍或10倍的光源放大镜检查清洗后的每件器械。检测合格的标准是清洗后的器械表面及其关节和齿牙应光洁，无血迹、污渍、水垢等残留物质和锈斑。对于不便直接观察的器械，可借助辅助工具评定。如带管腔的器械，可用钢条卷上湿棉花从管腔内穿出或穿入，连续数次，棉花卷上未沾染任何污迹杂质则为合格。

2. 隐血试验法（OBT）　应用四甲基联苯胺为显色基质的成品隐血试纸，检查清洗后的器械是否有血红蛋白残留，间接判别病原微生物的污染情况。其原理是利用血红蛋白中的亚铁血红素有类似过氧化物酶的作用，能分解氧化物膜释放新生态氧气，氧化色原而显色，且颜色越深代表血污染程度越重。OBT是检测手术器械表面血迹残留的较敏感的方法，可检测出器械表面>5 mg/L的血红蛋白含量。

3. 蓝光试验法　蓝光试验是利用血液中的过氧物酶在有过氧化氢时，催化隐色化合物发生氧化反应，通过颜色改变（蓝色），而检测血液残留。该法检测快速、方便，可100%检出$2.5×10^{-5}$的血液稀释液，$6.25×10^{-6}$的血液稀释不能检出。

4. 细菌计数法　通过实验室微生物培养方法检测细菌总数的含量，精准、直观地检测出器械表面细菌的残留量，直接反应微生物污染情况。细菌培养一般需花费24～48 h知晓结果，只反映细菌污染水平，不能综合反映出有机物污染程度。

5. 双缩脲蛋白残留检测法　双缩脲法是基于蛋白质分子中的肽键，在碱性环境中，与Cu^{2+}发生络合反应，形成络合物，形成稳定的、紫色的复合物，通过颜色的深浅评估器械上蛋白质的残留量，颜色越深表明蛋白残留越严重，从而评估清洗的质量。

6. 三磷腺苷（ATP）生物荧光检测法　该检测技术是基于细胞分裂时会释放出ATP，荧光素在荧光素酶的参与下与ATP反应，生成荧光素氧化产物发出荧光，荧光强度（RLU值）间接反映微生物或有机物的含量，RLU值越高代表污染越严重。RLU值的判定结果依据厂家的标准。

7.扫描电子显微镜(SEM)　细菌生物膜的观察可借助普通 SEM。SEM 可对物体表面放大 1 000 至 10 万倍进行观察,能拍出强立体感的照片,反映出物体表面的环境。普通 SEM 能观察器械表面细菌生物膜和缺陷情况,因此也可用来评价器械的清洗质量。

第五节　器械包包装

一、器械包包装流程

详见图 5-5-1。

二、包装总体评价标准

1.包内器械洁净,功能良好,物品齐全。

2.外包装清洁,包装松紧度适中,化学指示胶带封口。

3.用于预真空和脉动真空的物品包,体积≤30 cm×30 cm×50 cm,金属包的重量≤7 kg,敷料包的重量≤5 kg。

4.包外标签清晰,有组装及包装人签名,字体清晰。

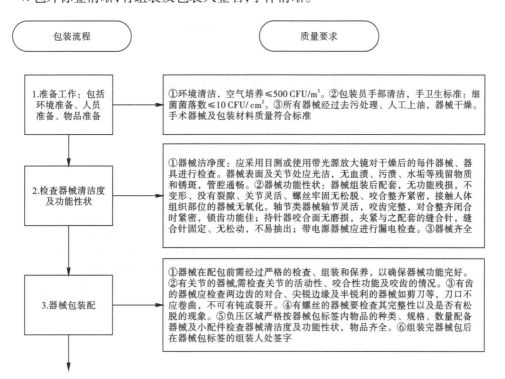

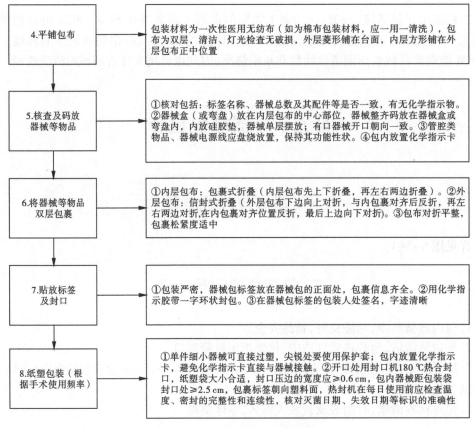

图 5-5-1　器械包包装流程

第六节　器械的灭菌

一、灭菌方法

眼科器械可采用的灭菌方法有湿热灭菌法和低温灭菌法。

1. **湿热灭菌法**　适用于处理眼科普通器械、显微器械和敷料。主要选择脉动真空高压蒸汽灭菌器,还可使用小型灭菌器处理显微器械和部分小件器械,便于器械的周转和使用。

2. **低温灭菌法**　适用于处理不耐高温的眼科器械和物品。眼科常用的低温灭菌器有环氧乙烷灭菌器、等离子灭菌器和低温甲醛灭菌器,具体应参照物品和器械说明书选择正确的低温灭菌方式。

二、灭菌质量监测要求

1. 采用物理、化学和生物监测法进行,物理监测不合格的灭菌物品不得发放。

2. 包内外化学监测不合格的无菌物品不得发放,包内化学监测不合格的灭菌物品不得使用。

3. 灭菌植入性器械应每批次进行生物监测,生物监测合格后,方可发放。

第七节　无菌物品的存放

1. 无菌物品存放区域应专室专用,专人管理,限制无关人员出入。

2. 凡进入无菌间的无菌物品,根据消毒日期的先后,进入无菌间存放。无菌物品应分类放置,物品排列整齐,以左进右出、上进下出为原则。

3. 无菌物品应按顺序存放于阴凉干燥、通风良好的货架上或柜子内,温度低于24 ℃,相对湿度低于70%,距地面20～25 cm,距墙壁5～10 cm,距天花板50 cm。

4. 所有无菌包存放时应分类明确,有明确的灭菌标识,保持包装完整,包内物品数量准确。

5. 接触无菌物品前应洗手或手消毒,戴口罩、帽子,穿工作服。

6. 所有无菌包存放时应有可追溯性,一次性使用无菌物品应有生产厂家、生产批号、灭菌日期、失效期等,高压灭菌的无菌物品应有唯一的条形码标识,并粘贴于手术护理记录单上以备查证。

7. 每日检查物品有效期,过期者重新消毒,发现湿包、散包和标识不清者,要禁止发放。每月对所有无菌物品随机抽样监测,监测结果登记存档。

第六章
手术配合要点

眼科疾病除药物治疗外,绝大多数需手术治疗,目前眼科医院学科种类划分细致明确,可开展手术种类众多,不同部位的眼病,手术方式不同,同一种眼病,手术方式也不一定相同。眼科手术和其他外科手术相比有着显著的不同,术中护理配合必须掌握其特殊性,注重手术环节护理技能的掌握,才能有效保证护理配合的质量,杜绝差错事故的发生。本章以十种常见手术配合进行重点阐述。

第一节　眼科常规手术敷料及器械配置

一、手术敷料

(一)常用敷料规格

单巾:94 cm×90 cm。

双层三号夹巾:165 cm×110 cm。

洞巾:160 cm×200 cm,距头 60 cm,开洞直径 8 cm。

眼眶洞巾:200 cm×400 cm,距头 95 cm,开洞 15 cm×20 cm。

(二)基础敷料明细

基础敷料适用于除眼眶手术外的所有手术,详见6-1-1。

表 6-1-1　基础敷料明细

敷料	数量	敷料	数量
单巾	6	双层三号夹巾	1
洞巾	1		

(三)开眶敷料明细

开眶敷料适用于开眶手术,详见表6-1-2。

表 6-1-2　开眶敷料明细

敷料	数量	敷料	数量
单巾	8	双层三号夹巾	2
眼眶洞巾	1		

二、手术器械

（一）基础器械明细（12件）

详见表 6-1-3，图 6-1-1。

表 6-1-3　基础器械明细

器械名称	数量	器械名称	数量
布巾钳	4	蚊式钳	3
持针器	1	消毒钳	1
药杯	2	弯盘	1

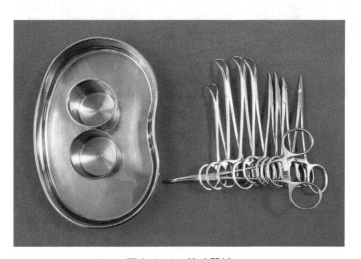

图 6-1-1　基础器械

（二）显微玻切器械明细（10件）

详见表 6-1-4，图 6-1-2。

表6-1-4　显微玻切器械明细

器械名称	数量	器械名称	数量
显微镊子	2(有齿镊1把，无齿镊1把)	眼科剪	2(一直一弯)
斜视钩	1	巩膜顶压器	1
巩膜钉镊	1	角膜剪	1
显微持针器	1	开睑器	1

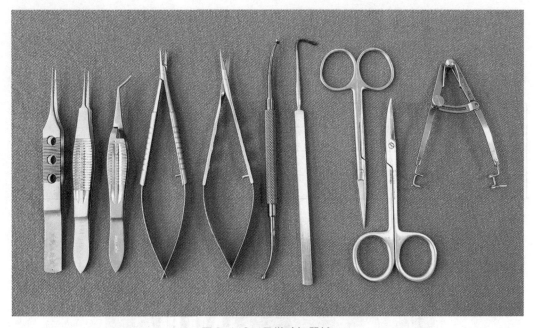

图6-1-2　显微玻切器械

(三)显微内眼器械明细(12件)

详见表6-1-5,图6-1-3。

表6-1-5　显微内眼器械明细

器械名称	数量	器械名称	数量
显微镊子	2(有齿镊1把，无齿镊1把)	眼科剪	2(一直一弯)
刀片夹	1	虹膜恢复器	1
烧灼器	1	角膜剪	2
普通有齿镊子	1	显微持针器	1
开睑器	1		

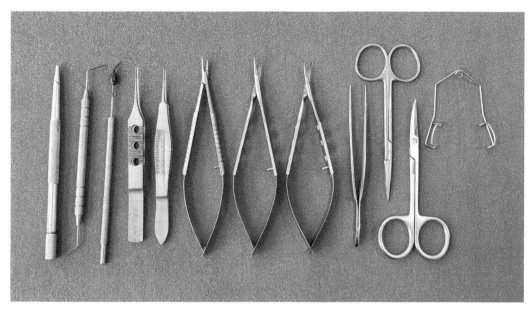

图 6-1-3 显微内眼器械

（四）显微外眼器械明细（12 件）

详见表 6-1-6，图 6-1-4。

表 6-1-6 显微外眼器械明细

器械名称	数量	器械名称	数量
显微镊子	2（有齿镊 1 把，无齿镊 1 把）	眼科剪	2（一直一弯）
普通镊子	3（直有齿、直无齿、弯无齿）	卡尺	1
刀柄	1	角膜剪	1
斜视钩	1	显微持针器	1
眼睑拉钩	2	开睑器	1

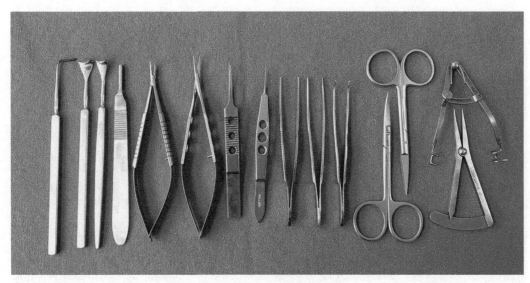

图6-1-4　显微外眼器械

（五）显微斜视器械明细（15件）

详见表6-1-7，图6-1-5。

表6-1-7　显微斜视器械明细

器械名称	数量	器械名称	数量
显微镊子	2（有齿镊1把，无齿镊1把）	眼科剪	2（一直一弯）
普通有齿镊子	1	卡尺	1
肌止端镊	2	角膜剪	1
斜视钩	3	显微持针器	1
烧灼器	1	开睑器	1

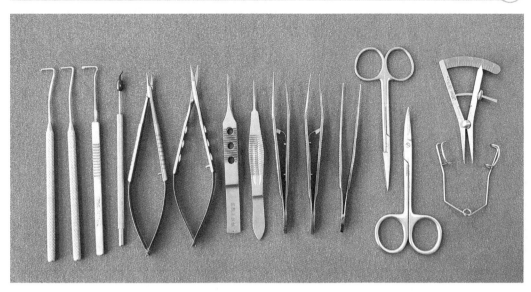

图 6-1-5　显微斜视器械

（六）超乳器械明细（9件）

详见表 6-1-8，图 6-1-6。

表 6-1-8　超乳器械明细

器械名称	数量	器械名称	数量
消毒钳	1	眼科剪	1（弯）
显微镊子	2（有齿镊1把， 无齿镊1把）	蚊式钳	1
弯盘	1	开睑器	1
药杯	2		

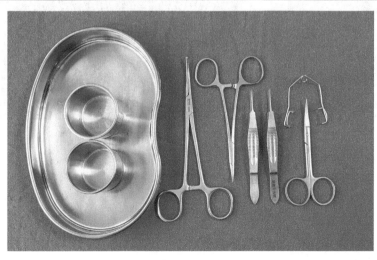

图 6-1-6　超乳器械

（七）基础开眶器械明细（25件）

详见表6-1-9，图6-1-7。

表6-1-9　基础开眶器械明细

器械名称	数量	器械名称	数量
消毒钳	1	持针器	1
布巾钳	8	蚊式钳	4
弯盘	1	药杯	4
组织钳	2	直蚊式钳	1
弯血管钳	2	直血管钳	1
治疗碗	2		

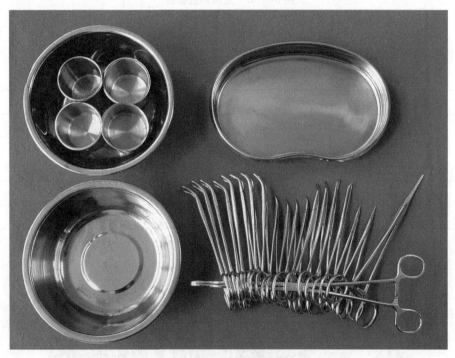

图6-1-7　基础开眶器械

第二节 眼科常规手术配合要点

一、手术前常规准备

(一)消毒与铺巾

1.常规消毒 以睑裂为中心,由内到外顺着毛发的生长方向向四周扩展消毒,上方达发际,内侧过鼻中线,下方到上唇平面,外侧到耳根部,重复3次,每次范围较上次略小(图6-2-1)。

2.常规铺巾 两块单巾重叠,用巾角包裹双手防止污染,嘱患者抬起头部,持巾者将包头巾置于患者颈后,放开下层单巾,用上层单巾一侧裹住术眼侧耳际,另一侧盖住非术眼,再提起多余巾至前额,并用布巾钳固定,注意避免夹伤患者皮肤,尤其是全身麻醉患者(图6-2-2)。

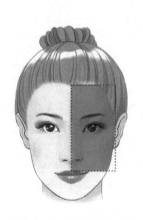

图6-2-1 常规消毒范围

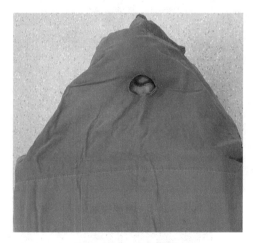

图6-2-2 常规铺巾

(二)患者准备

1.评估患者全身情况 询问患者有无高血压、糖尿病、心脑血管疾病,有无药物过敏史,女性有无月经来潮,全身麻醉患者禁食水情况。查看患者血常规、病毒检查结果及眼科相关检查结果是否完善。

2.评估患者术眼情况 观察术眼有无眼红、分泌物等,查看泪道冲洗结果,剪睫毛根据医生手术需要而定,术眼是否标记。

3.入室后准备 患者采取平卧位,枕部放置头圈,以固定头部,根据患者情况调整患者面部使之处于水平位,整理患者头发,将头发完全包入手术帽内,调整帽缘到发际,女性长发患者要求枕部无发髻。双上肢置于身体两侧,监测生命体征,用中单包裹,全身麻醉患者开通静脉通路,用约束带固定,松紧适宜。粘贴健侧眼,防止眼睑闭合不全,引起暴露性角膜炎,同时防止手术眼别错误。术中注意患者保暖,防止术中低体温引发感冒、咳嗽、打喷嚏等。

二、手术配合要点

(一)玻璃体切割术

【手术用物】

1. 物品准备　基础敷料、基础器械、显微玻切器械、角膜接触镜(图6-2-3)、全视网膜镜(图6-2-4)、眼内镊(图6-2-5)、眼内剪(图6-2-6)、笛形针(图6-2-7)、眼内电凝、眼内激光、冷冻手柄、硅油注入系统、硅油、重水、惰性气体、甲基纤维素、8-0可吸收缝线、23G/25G/27G微导管系统(穿刺刀、玻璃体切割头、导光纤维、灌注管、气液交换管道、巩膜塞)、眼科专用手术薄膜、注射器(10 mL、5 mL、1 mL)、球后针头、冲洗针头、无菌手套。

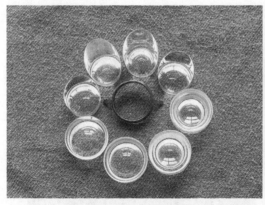

图6-2-3　角膜接触镜

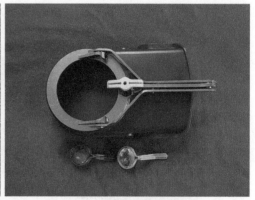

图6-2-4　全视网膜镜

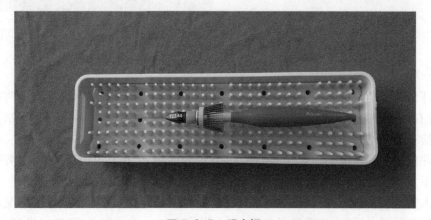

图6-2-5　眼内镊

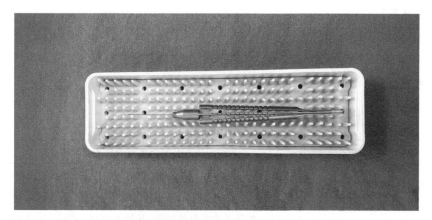

图6-2-6 眼内剪

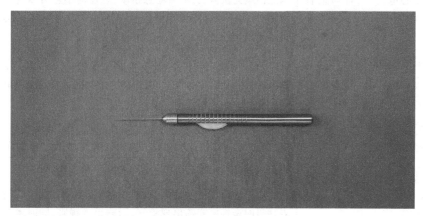

图6-2-7 笛形针

2.药品准备 0.5%聚维酮碘消毒液、表面麻醉剂、复方托吡卡胺滴眼液、醋酸曲安奈德注射液(图6-2-8)、注射用吲哚菁绿(图6-2-9)、硫酸阿托品眼用凝胶、抗生素眼膏、盐酸利多卡因注射液、盐酸罗哌卡因注射液、复方电解质眼内冲洗液。

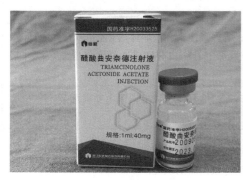

图6-2-8 醋酸曲安奈德注射液

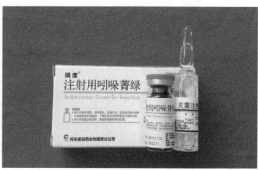

图6-2-9 注射用吲哚菁绿

3.仪器设备　显微镜、玻切超乳一体机、冷冻治疗仪、激光机。

【患者准备】

1.常规准备　按术前患者常规准备。

2.特殊准备　患者术眼散瞳。

【手术配合】

详见表6-2-1。

表6-2-1　玻璃体切割术配合要点

序号	手术步骤	手术配合要点及注意事项
1	三方核查	手术室护士与手术医师、麻醉医师进行查对,同时核查麻醉同意书、手术同意书是否完善,查对相关检查单上的患者信息是否一致
2	连接心电监护,告知患者注意事项	告知患者双手放于身体两侧,开始消毒后,手不可再上抬至面部,以免污染无菌区,头不可随意扭动,有任何不适可以告知护士帮助完成,术中如有咳嗽等不适,要提前告知医生。术中会有仪器设备发出声响,告知患者不要担心害怕
3	患眼滴表面麻醉剂	患眼滴表面麻醉剂 1~2 次,每次 1~2 滴
4	抽取麻醉药品(全身麻醉患者开放静脉通路,无须抽取麻醉药品)	抽取麻醉药品时字体朝上,医生及护士共同核对。全身麻醉患者保证静脉通路通畅
5	神经阻滞麻醉	观察患者心率、血压、血氧饱和度有无变化,询问患者有无不适
6	消毒铺巾	手术医师外科刷手后进行消毒、铺巾,严格无菌操作
7	粘贴手术贴膜	用纱布擦干眼周多余消毒液,使手术贴膜紧贴皮肤,避免术中患者呼吸时全视网膜镜出现哈气,影响手术视野,同时术眼周围洞巾也会因贴膜粘贴不紧密被灌注液浸湿,增加感染风险。粘贴至眼睑时用棉签扒开上眼睑,方便沿睑缘剪开
8	开睑,结膜囊冲洗	先用甲基纤维素保护角膜,然后结膜囊内浸润 0.5% 聚维酮碘消毒液,停留 1~3 min 后用生理盐水充分冲洗
9	做 3 个巩膜穿刺切口	在颞上、鼻上、颞下方距角膜缘 3.5~4.0 mm 处的巩膜平坦处做穿刺口(图6-2-10)
10	分别插入灌注头、导光纤维、玻璃体切割头	颞下方插入灌注头,确保灌注头在玻璃体腔内,并做好固定,防止术中脱落。颞上方及鼻上方切口分别进入导光纤维及玻璃体切割头
11	调节玻切机参数,切除玻璃体	切除玻璃体前调节好参数,具体参数根据医生要求调节
12	根据手术情况及医生要求使用电凝进行止血或做裂孔标记	使用电凝止血时选择合适的能量大小,一般由小及大,太小止血作用不佳,太大有灼穿视网膜的风险

续表 6-2-1

序号	手术步骤	手术配合要点及注意事项
13	根据手术情况及医生要求使用重水平复视网膜,用眼内激光光凝或冷凝封闭视网膜裂孔、治疗视网膜病变	用 5 mL 注射器抽取重水,安装冲洗针头并旋紧,注入玻璃体腔内。重水可暂时平复视网膜,用眼内激光光凝(图 6-2-11)或者冷凝封闭裂孔,使用激光光凝时要根据医生要求,选择合适的能量、曝光时间和间隔时间,为主刀及助手佩戴相应波长的护目镜;使用冷凝前要检查二氧化碳压力是否达标,冷凝器结冻及解冻是否正常
14	置换重水	视网膜平复后,进行气液交换,气压参数根据医生要求调节,将重水完全置换出,不能有残余
15	眼内填充(硅油、消毒空气或惰性气体)	用硅油进行填充(图 6-2-12),同时降低气压到 15～20 mmHg,硅油填充至正常眼压,以达到视网膜的长效复位
16	手术结束,封闭切口	手术结束后,拔出穿刺套管,切口进行按压,观察切口有无渗出,如不能自行闭合,使用 8-0 可吸收缝线进行缝合
17	根据医生要求进行结膜下注射,或者结膜囊内滴入 1 滴 0.5% 聚维酮碘消毒液	结膜下注射,需注意角度,不可扎破眼球,0.5% 聚维酮碘消毒液尽量避免滴在角膜上,可不用生理盐水冲洗,达到再次抗感染的作用
18	涂抹眼膏,包扎术眼	涂抹阿托品凝胶及抗生素眼膏,双层纱布覆盖,包扎术眼。向患者交代注意事项及术后卧位
19	清点器械及缝针,垃圾分类处理	整理用过的手术台,清点器械、缝针及穿刺套管等物品
20	完善文书、送患者	撤去心电监护,完善护理文书,送患者至病房,并进行交接

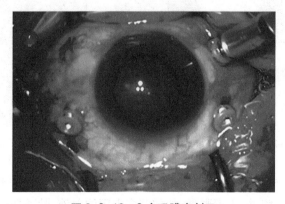

图 6-2-10　3 个巩膜穿刺口

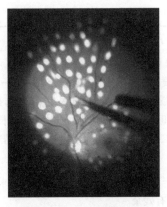
图6-2-11 视网膜光凝

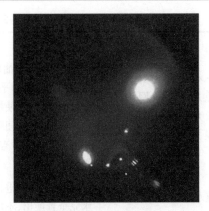
图6-2-12 硅油注入

(二)巩膜外冷凝+垫压/环扎术

【手术用物】

1. 物品准备　基础敷料、基础器械、显微外眼器械、20D镜头(图6-2-13)、双目间接检眼镜(图6-2-14)、冷冻手柄、5-0尼龙缝线、8-0可吸收缝线、0号慕丝线、植入材料(硅胶海绵、硅胶条带、硅胶环等)、甲基纤维素、眼科专用手术薄膜、注射器(10 mL、5 mL、1 mL)、球后针头、冲洗针头、无菌手套。

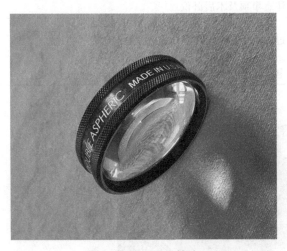
图6-2-13 20D镜头

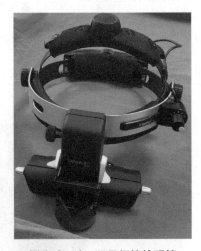
图6-2-14 双目间接检眼镜

2. 药品准备　0.5%聚维酮碘消毒液、表面麻醉剂、复方托吡卡胺滴眼液、注射用美兰、硫酸阿托品眼用凝胶、抗生素眼膏、盐酸利多卡因注射液、盐酸罗哌卡因注射液。

3. 仪器设备　显微镜、冷冻治疗仪。

【患者准备】

1. 常规准备　按术前患者常规准备。

2. 特殊准备　患者术眼散瞳。

【手术配合】

详见表6-2-2。

表6-2-2　巩膜外冷凝+垫压/环扎术配合要点

序号	手术步骤	手术配合要点及注意事项
1	三方核查	手术室护士与手术医师、麻醉医师进行查对,同时核查麻醉同意书、手术同意书是否完善,查对相关检查单上的患者信息是否一致
2	连接心电监护,告知患者注意事项	告知患者双手放于身体两侧,开始消毒后,手不可再上抬至面部,以免污染无菌区,头不可随意扭动,如有任何不适,可以告知护士帮助完成,术中如有咳嗽等不适,要提前告知医生。术中会有仪器设备发出声响,告知患者不要担心害怕
3	患眼滴表面麻醉剂	患眼滴表面麻醉剂1~2次,每次1~2滴
4	抽取麻醉药品(全身麻醉患者开放静脉通路,无须抽取麻醉药品)	抽取麻醉药品时字体朝上,医生及护士共同核对。全身麻醉患者保证静脉通路通畅
5	神经阻滞麻醉	观察患者心率、血压、血氧饱和度有无变化,询问患者有无不适
6	消毒铺巾	手术医师外科刷手后进行消毒、铺巾,严格无菌操作
7	粘贴手术贴膜	用纱布擦干眼周多余消毒液,使手术贴膜紧贴皮肤,防止术眼周围洞巾因贴膜粘贴不紧密被冲洗液浸湿,增加感染风险。粘贴至眼睑时用棉签扒开上眼睑,方便沿睑缘剪开
8	开睑,结膜囊冲洗	先用甲基纤维素保护角膜,然后结膜囊内浸润0.5%聚维酮碘消毒液,停留1~3 min后用生理盐水充分冲洗
9	剪开球结膜,暴露巩膜	根据手术部位及范围,剪开球结膜并分别于两端作放射状剪开,钝性分离筋膜囊,直至赤道后,用0号慕丝线悬吊上直肌、下直肌、内直肌、外直肌以作牵引(图6-2-15)
10	裂口定位	协助术者戴好双目间接检眼镜,打开光源,同时关闭外部光源,找到裂孔并用美兰或记号笔进行定位
11	巩膜冷凝	在间接检眼镜直视下,对裂孔部位进行巩膜全层冷凝
12	预置巩膜缝线	助手充分暴露裂孔部位巩膜,擦拭干净,术者用5-0尼龙线在裂孔部位预置缝线,进针以1/2巩膜厚度为宜,跨度取决于裂孔的大小
13	巩膜外加压/环扎	环扎为测量赤道周长后放置硅胶环,5-0尼龙缝线4个象限分别固定,前界距角膜缘9.0 mm,后界距角膜缘16.0 mm。垫压为裂孔位置放置硅胶植入物,5-0尼龙缝线固定(图6-2-16)
14	放液	放出视网膜下液,放液部位:距角膜缘后12 mm;放液方式:1 mL/2 mL注射器穿刺

续表6-2-2

序号	手术步骤	手术配合要点及注意事项
15	结扎巩膜缝线、检查眼底	放液后结扎巩膜缝线,术者再次用双目间接检眼镜检查视网膜是否平伏
16	眼内填充	结扎缝线后,如眼压过低,可做眼内气体(过滤空气或惰性气体)填充
17	缝合	用8-0可吸收缝线缝合球结膜
18	根据医生要求进行结膜下注射,或者结膜囊内滴入1滴0.5%聚维酮碘消毒液	结膜下注射,需注意角度,不可扎破眼球,0.5%聚维酮碘溶液消毒液尽量避免滴在角膜上,可不用生理盐水冲洗,达到再次抗感染的作用
19	涂抹眼膏,包扎术眼	涂抹阿托品凝胶及抗生素眼膏,双层纱布覆盖,包扎术眼
20	清点器械及缝针,垃圾分类处理	整理用过的手术台,清点器械、缝针等物品
21	完善文书、送患者	撤去心电监护,完善护理文书,送患者至病房,并进行交接

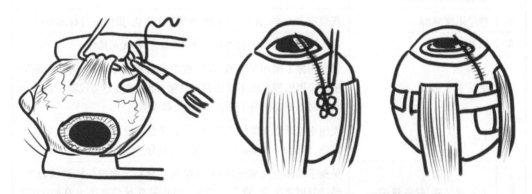

图6-2-15　固定直肌　　　　　　　　图6-2-16　预置缝线,环扎

(三)白内障超声乳化摘除+人工晶体植入术

【手术用物】

1. 物品准备　基础敷料、超乳器械、15°穿刺刀、3.0 mm手术刀、眼科专用手术薄膜、注射器(5 mL、1 mL)、冲洗针头、无菌手套、甲基纤维素、粘弹剂(医用透明质酸钠凝胶)、超声乳化积液盒、人工晶体。

2. 药品准备　0.5%聚维酮碘消毒液、表面麻醉剂、抗生素眼膏、盐酸利多卡因注射液、地塞米松注射液、阿米卡星注射液、复方电解质眼内冲洗液。

3. 仪器设备　显微镜、超声乳化仪、超声乳化手柄。

【患者准备】

1. 常规准备　按术前患者常规准备。

2. 特殊准备　术眼散瞳、维持正常眼压。

【手术配合】

详见表6-2-3。

表6-2-3　白内障超声乳化摘除+人工晶体植入术配合要点

序号	手术步骤	手术配合要点及注意事项
1	三方核查	手术室护士与手术医师、麻醉医师进行查对,同时核查麻醉同意书、手术同意书是否完善,查对相关检查单上的患者信息是否一致
2	连接心电监护,告知患者注意事项	告知患者双手放于身体两侧,开始消毒后,手不可再上抬至面部,以免污染无菌区;头不可随意扭动,如有任何不适,可以告知护士帮助完成;术中如有咳嗽等不适,要提前告知医生;术中会有仪器设备发出声响,告知患者不要担心害怕
3	患眼滴表面麻醉剂	患眼滴表面麻醉剂1次,1~2滴
4	准备仪器	调试显微镜和超声乳化机器,连接至备用状态
5	监测生命体征	观察患者心率、血压、血氧饱和度有无变化,询问患者有无不适。全身麻醉患者保证静脉通路通畅
6	消毒铺巾	手术医师外科刷手后进行消毒、铺巾,严格无菌操作
7	粘贴手术贴膜	用纱布擦干眼周多余消毒液,使手术贴膜紧贴皮肤,避免术中冲洗液易浸湿敷料,增加感染风险。粘贴至眼睑时用棉签扒开上眼睑,方便沿睑缘剪开
8	开睑,结膜囊冲洗	置开睑器,先用甲基纤维素保护角膜,然后结膜囊内浸润0.5%聚维酮碘消毒液,停留1~3 min后用生理盐水充分冲洗
9	做手术切口	颞上角巩膜缘做隧道式2.4 mm或3.0 mm主切口,鼻上角巩膜缘做0.5 mm辅助切口
10	撕囊	前房注入粘弹剂,连续环形撕囊,大小约5.0 mm(图6-2-17)
11	超声乳化粉碎吸出晶状体核	水分离及水分层,超声乳化吸出晶状体核(图6-2-18),注吸手柄,抽吸残余晶状体皮质
12	置入人工晶体	再次共同核对患者晶体品牌及度数,囊袋内注入粘弹剂,置入人工晶体,调整晶状体至正位(图6-2-19)
13	水密闭切口	清除眼内粘弹剂,透明角膜切口水密闭合,前房形成良好
14	涂抹眼膏,包扎术眼	根据医生要求结膜下注射,注意角度,不可扎破眼球,涂抹抗生素眼膏,双层纱布覆盖,包扎术眼。向患者交代注意事项
15	清点器械,垃圾分类处理	整理用过的手术台,清点器械、手术刀等物品
16	完善文书、送患者	撤去心电监护,完善护理文书,送患者回病房,并进行交接

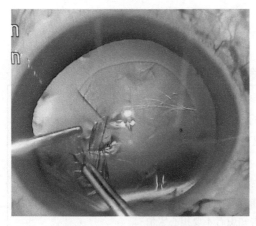
图 6-2-17 连续环形撕囊

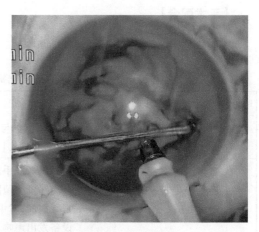
图 6-2-18 核吸除

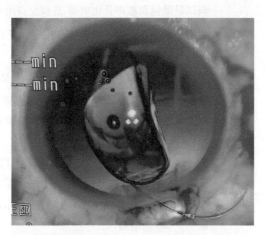
图 6-2-19 植入人工晶状体

（四）有晶体眼后房型人工晶体（ICL）植入术

【手术用物】

1. 物品准备 基础敷料、超乳器械、ICL 加器械（晶体植入镊、定位器、调位钩、晶体助推器）（图 6-2-20）、甲基纤维素、粘弹剂（医用透明质酸钠凝胶）、3.0 mm 手术刀、眼科专用手术薄膜、一次性 5 mL 注射器、冲洗针头、外科手套、人工晶体。

2. 药品准备 0.5% 聚维酮碘消毒液、表面麻醉剂、复方托吡卡胺滴眼液、抗生素眼膏、复方电解质眼内冲洗液。

3. 仪器设备 显微镜。

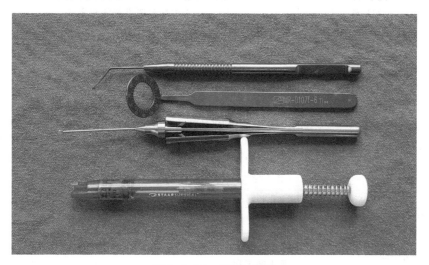

图 6-2-20　ICL 加器械

【患者准备】

1. 常规准备　按术前患者常规准备。

2. 特殊准备　术眼散瞳。

【手术配合】

详见表 6-2-4。

表 6-2-4　有晶体眼后房型人工晶体植入术配合要点

序号	手术步骤	手术配合要点及注意事项
1	三方核查	手术室护士与手术医师、麻醉医师进行查对,同时核查麻醉同意书、手术同意书是否完善,查对相关检查单上的患者信息是否一致
2	连接心电监护,告知患者注意事项	告知患者双手放于身体两侧,开始消毒后,手不可再上抬至面部,以免污染无菌区;头不可随意扭动,如有任何不适,可以告知护士帮助完成,术中如有咳嗽等不适,要提前告知医生;术中会有仪器设备发出声响,告知患者不要担心害怕
3	患眼滴表面麻醉剂	患眼滴表面麻醉剂 1~2 次,每次 1~2 滴
4	消毒铺巾	手术医师外科刷手后进行消毒、铺巾,严格无菌操作
5	粘贴手术贴膜	用纱布擦干眼周多余消毒液,使手术贴膜紧贴皮肤,避免术中冲洗液浸湿敷料,增加感染风险。粘贴至眼睑时用棉签扒开上眼睑,方便沿睑缘剪开

续表 6-2-4

序号	手术步骤	手术配合要点及注意事项
6	开睑,结膜囊冲洗	先用甲基纤维素保护角膜,然后结膜囊内浸润 0.5% 聚维酮碘消毒液,停留 1~3 min 后用生理盐水充分冲洗
7	角膜缘主切口	使用 3.0 mm 手术刀在角膜缘无血管透明角膜颞侧做角膜缘主切口
8	植入人工晶状体	用载有 ICL 的推注器经宽约 3.0 mm 的透明角膜缘主切口推至虹膜前(图 6-2-21),待 ICL 充分舒展开后在 ICL 前注入粘弹剂,再将 ICL 的 4 个角用调位器逐个滑入虹膜后(图 6-2-22),并微调 ICL 位置使其处于瞳孔光学中心
9	清除粘弹剂	待 ICL 位置及角度满意后尽可能冲洗完眼内粘弹剂,检查虹膜有无皱襞
10	水密闭切口	准备好冲洗液进行手术切口水密闭,水密闭后前房深度及眼压逐渐达到正常
11	涂抹眼膏,包扎术眼	涂抹抗生素眼膏,双层纱布覆盖,包扎术眼
12	清点器械,垃圾分类处理	整理用过的手术台,清点器械、穿刺刀等物品
13	完善文书、送患者	撤去心电监护,完善护理文书,送患者出手术间,并进行交接

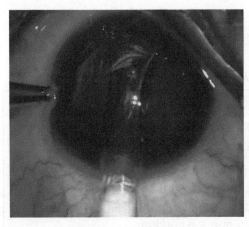
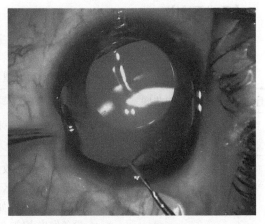

图 6-2-21　植入晶体　　　　　　　　　图 6-2-22　调整晶体

(五)复合式小梁切除术

【手术用物】

1. 物品准备　基础敷料、基础器械、显微内眼器械、15°穿刺刀、1.25 mm 手术刀、5-0 尼龙缝线、10-0 无损伤缝线、甲基纤维素、眼科专用手术薄膜、注射器(10 mL、5 mL、1 mL)、球后针头、冲洗针头、无菌手套。

2. 药品准备:0.5% 聚维酮碘消毒液、表面麻醉剂、抗生素眼膏、盐酸利多卡因注射液、地塞米松磷酸钠注射液、注射用丝裂霉素。

　　3. 仪器设备　显微镜、双极电凝。

【患者准备】

　　1. 常规准备　按术前患者常规准备。

　　2. 特殊准备　术眼缩瞳、控制眼压。

【手术配合】

　　详见表6-2-5。

表6-2-5　复合式小梁切除术配合要点

序号	手术步骤	手术配合要点及注意事项
1	三方核查	手术室护士与手术医师、麻醉医师进行查对,同时核查麻醉同意书、手术同意书是否完善,查对相关检查单上的患者信息是否一致
2	连接心电监护,告知患者注意事项	告知患者双手放于身体两侧,开始消毒后,手不可上抬至面部,以免污染无菌区,头不可随意扭动,如有任何不适,可以告知护士帮助完成,术中如有咳嗽等不适,要提前告知医生。术中会有仪器设备发出声响,告知患者不要担心
3	患眼滴表面麻醉剂	患眼点表面麻醉剂1~2次,每次1~2滴
4	抽取麻醉药品(全身麻醉患者开放静脉通路,无须抽取麻醉药品)	抽取麻醉药品时字体朝上,医生及护士共同核对。全身麻醉患者保证静脉通路通畅
5	神经阻滞麻醉	观察患者心率、血压、血氧饱和度有无变化,询问患者有无不适
6	消毒铺巾	手术医师外科刷手后进行消毒、铺巾,严格无菌操作
7	粘贴手术贴膜	用纱布擦干眼周多余消毒液,使手术贴膜紧贴皮肤,避免术中冲洗液浸湿敷料,增加感染风险。粘贴至眼睑时用棉签扒开上眼睑,方便沿睑缘剪开
8	开睑,结膜囊冲洗	置开睑器,先用甲基纤维素保护角膜,然后结膜囊内浸润0.5%聚维酮碘消毒液,停留1~3 min后用生理盐水充分冲洗
9	置牵引线	用5-0尼龙缝线做上直肌牵引,充分暴露手术视野
10	做结膜瓣	上方位做以穹隆部为基底的结膜瓣,向后分离,巩膜表层充分止血
11	做巩膜瓣	用1.25 mm手术刀做3 mm×4 mm矩形巩膜瓣,厚度1/2,分离至灰白线(图6-2-23),0.03%丝裂霉素棉片置于结膜瓣与巩膜瓣之间,3 min后生理盐水80 mL彻底冲洗
12	切除小梁组织	角膜后缘前1.5 mm垂直切开达前房,切除深层巩膜1 mm×2 mm(图6-2-24)
13	切除虹膜根部	切除虹膜根部组织(图6-2-25)

续表 6-2-5

序号	手术步骤	手术配合要点及注意事项
14	缝合	巩膜瓣复位,10-0 无损伤缝线依次缝合巩膜瓣、结膜瓣,调整缝线松紧,检查前房
15	涂抹眼膏,包扎术眼	根据医生要求结膜下注射,注意角度,不可扎破眼球,涂抹抗生素眼膏,双层纱布覆盖,包扎术眼。向患者交代注意事项
16	清点器械及缝针,垃圾分类处理	整理用过的手术台,清点器械、缝针等物品
17	完善文书、送患者安全返回病房	撤去心电监护,完善护理文书,送患者回病房,并进行交接

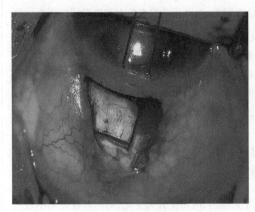

图 6-2-23　做巩膜瓣

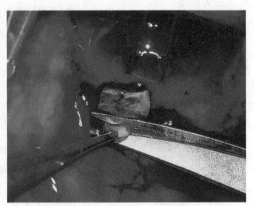

图 6-2-24　切除小梁组织

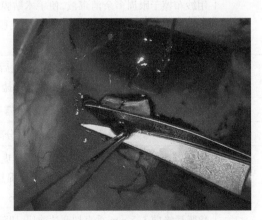

图 6-2-25　切除虹膜根部

（六）板层角膜移植手术

【手术用物】

1.物品准备　基础敷料、基础器械、显微内眼器械、45°板层角膜刀、角膜材料、电凝、5-0尼龙线、10-0无损伤缝线、钻台（图6-2-26）、各种型号环钻（图6-2-27）、眼科专用手术薄膜，注射器（10 mL、5 mL、1 mL）、球后针头、冲洗针头、无菌手套。

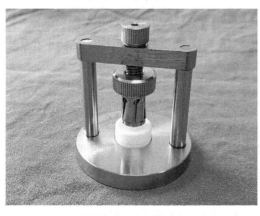

图6-2-26　钻台

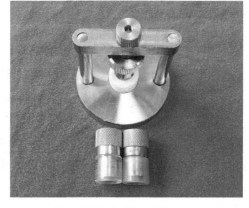

图6-2-27　环钻

2.药品准备　0.5%聚维酮碘消毒液、表面麻醉剂、抗生素眼膏、盐酸利多卡因注射液。

3.仪器设备　显微镜。

【患者准备】

1.常规操作　按术前患者常规准备。

2.特殊准备　控制眼压。

【手术配合】

详见表6-2-6。

表6-2-6　板层角膜移植手术配合要点

序号	手术步骤	手术配合要点及注意事项
1	三方核查	手术室护士与手术医师、麻醉医师进行查对,同时核查麻醉同意书、手术同意书是否完善,查对相关检查单上的患者信息是否一致
2	连接心电监护,告知患者注意事项	告知患者双手放于身体两侧,开始消毒后,手不可再上抬至面部,以免污染无菌区。头不可随意扭动,如有任何不适,可以告知护士帮助完成;术中如有咳嗽等不适,要提前告知医生;术中会有仪器设备发出声响,告知患者不要担心害怕
3	患眼滴表面麻醉剂	患眼点表面麻醉剂1~2次,每次1~2滴

续表 6-2-6

序号	手术步骤	手术配合要点及注意事项
4	抽取麻醉药品（全身麻醉患者开放静脉通路,无须抽取麻醉药品）	抽取麻醉药品时字体朝上,医生及护士共同核对。全麻患者保证静脉通路通畅
5	神经阻滞麻醉	观察患者心率、血压、血氧饱和度有无变化,询问患者有无不适
6	消毒铺巾	手术医师外科刷手后进行消毒、铺巾,严格无菌操作
7	粘贴手术贴膜	用纱布擦干眼周多余消毒液,使手术贴膜紧贴皮肤,防止术眼周围洞巾因贴膜粘贴不紧密被生理盐水浸湿,增加感染风险。粘贴至眼睑时用棉签扒开上眼睑,方便剪开
8	开睑,结膜囊冲洗	结膜囊内滴 0.5% 聚维酮碘消毒液,停留 1 ~ 3 min 后用生理盐水充分冲洗
9	固定眼球	置直肌缝线,密切观察患者生命体征,特别是心率的变化
10	选择合适的环钻（图 6-2-28）	根据病灶范围选择大小合适的环钻,尽可能使病灶在钻切范围之内,并用定位器定位
11	剖切板层植床	剖切时保持角膜干燥,放大显微镜倍数,观察植床底板是否透明,如有混浊或残留新生血管,加深剖切直至底板透明
12	制作板层移植片	角膜植片材料的处理:与医生共同核对,将待移植角膜片放于钻台上,选择合适大小的环钻,钻取移植片,整个过程严格无菌操作
13	显微镜下观察移植片（图 6-2-29）	放大显微镜倍数,观察植片大小是否合适,有无异物、血迹、棉絮等
14	缝合固定移植片（图 6-2-30）	调节好显微镜,密切关注手术进程
15	结膜下注射	遵医嘱抽取药液,并双人核对。真菌性角膜溃疡患者禁用地塞米松磷酸钠注射液
16	涂抹眼膏,包扎术眼	涂抹抗生素眼膏,双层纱布覆盖,包扎术眼。向患者交代注意事项
17	清点器械及缝针,垃圾分类处理	整理用过的手术台,清点器械、缝针等物品
18	完善文书、送患者	撤去心电监护,完善护理文书,送患者至病房,并交接

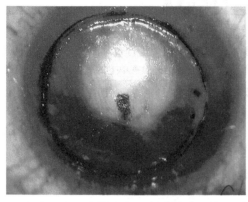

图 6-2-28　选择合适环钻

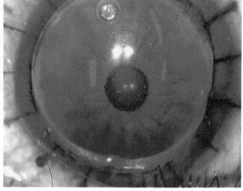

图 6-2-29　观察移植片

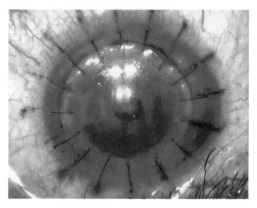

图 6-2-30　缝合固定移植片

（七）斜视矫正手术

【手术用物】

1. 物品准备　基础敷料、基础器械、显微斜视器械、电凝、专用手电筒、8-0 可吸收缝线、6-0 可吸收缝线、7-0 可吸收缝线、甲基纤维素、眼科专用手术薄膜、注射器(5 mL、1 mL)、无菌手套。

2. 药品准备　0.5% 聚维酮碘消毒液、表面麻醉剂、抗生素眼膏、盐酸利多卡因注射液、0.1% 盐酸肾上腺素注射液。

3. 仪器设备　高倍显微镜、电外科设备。

【患者准备】

1. 常规准备　按术前患者常规准备。

2. 特殊准备　完善斜视专科检查。

【手术配合】

详见表 6-2-7。

表 6-2-7　斜视矫正手术配合要点

序号	手术步骤	手术配合要点及注意事项
1	三方核查	手术室护士与手术医师、麻醉医师进行查对,同时核查麻醉同意书、手术同意书是否完善,查对相关检查单上的患者信息是否一致
2	连接心电监护,告知患者注意事项	告知患者双手放于身体两侧,开始消毒后,手不可上抬至面部,以免污染无菌区;头不可随意扭动,如有任何不适,可以告知护士帮助完成;术中如有咳嗽等不适,要提前告知医生;术中会有仪器设备发出声响,告知患者不要担心
3	双眼滴表面麻醉剂	双眼点表面麻醉剂 1~2 次,每次 1~2 滴
4	抽取麻醉药品(全身麻醉患者开放静脉通路,无须抽取麻醉药品)	抽取麻醉药品时字体朝上,医生及护士共同核对。全麻患者保证静脉通路通畅,术眼滴 0.1% 盐酸肾上腺注射液 1~2 滴
5	消毒铺巾	手术医师外科刷手后进行消毒、铺巾,严格无菌操作
6	粘贴手术贴膜	再次核对手术眼别
7	开睑,结膜囊冲洗	先用甲基纤维素保护角膜,然后结膜囊内浸润 0.5% 聚维酮碘消毒液,停留 1~3 min 后用生理盐水充分冲洗
8	麻药注入结膜下,做结膜切口(图 6-2-31)	关注手术进程,密切观察患者生命体征
9	分离暴露肌肉,钩取肌肉(图 6-2-32)	严密观察患者的生命体征,对于心率减慢严重者要提醒手术医师暂停手术,若心率持续减慢,配合医生做好抢救工作,待患者心率恢复正常后再继续手术
10	肌肉后退或缩短	与手术医师再次核对肌肉后退或缩短的长度,并用卡尺准确测量标记(图 6-2-33)
11	调整眼位,肌肉缝合	局部麻醉患者需要观察眼位时,注意提醒患者缓慢坐起,平视前方,身体自然放松,不能随意乱动,避免污染无菌区域,6-0 可吸收缝线缝合,以 1/2 巩膜厚度,不可扎破巩膜
12	结膜缝合	用 8-0 或 7-0 可吸收缝线缝合结膜
13	涂抹眼膏,包扎术眼	涂抹抗生素眼膏,双层纱布覆盖,包扎术眼。向患者交代注意事项
14	清点器械及缝针,垃圾分类处理	整理用过的手术台,清点器械、缝针等物品
15	完善文书、送患者	撤去心电监护,完善护理文书,送患者至病房,并进行交接

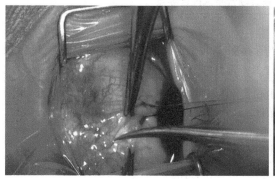

图 6-2-31　结膜切口

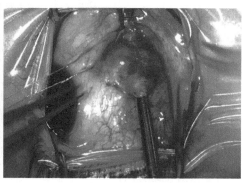

图 6-2-32　钩取肌肉

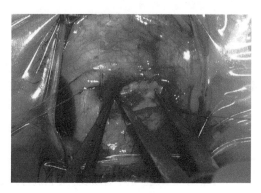

图 6-2-33　测量手术量

（八）泪小管断裂吻合手术

【手术用物】

1. 物品准备　基础敷料、基础器械、显微外眼器械、泪道加器械、猪尾巴探针、硅胶管、电凝、甲基纤维素、6-0 可吸收缝线、5-0 尼龙缝线、眼科专用手术薄膜、注射器（5 mL、10 mL、1 mL）、无菌手套。

2. 药品准备　0.5% 聚维酮碘消毒液、表面麻醉剂、抗生素眼膏、盐酸利多卡因注射液、0.1% 盐酸肾上腺素注射液。

3. 仪器设备　高倍显微镜、电外科设备。

【患者准备】

1. 常规准备　按术前患者常规准备。

2. 特殊准备　完善 CT 检查。

【手术配合】

详见表 6-2-8。

表6-2-8 泪小管断裂吻合手术配合要点

序号	手术步骤	手术配合要点及注意事项
1	三方核查	手术室护士与手术医师、麻醉医师进行查对,同时核查麻醉同意书、手术同意书是否完善,查对相关检查单上的患者信息是否一致
2	连接心电监护,告知患者注意事项	告知患者双手放于身体两侧,开始消毒后,手不可再上抬至面部,以免污染无菌区。头不可随意扭动,如有任何不适,可以告知护士帮助完成,术中如有咳嗽等不适,要提前告知医生。术中会有仪器设备发出声响,告知患者不要担心害怕
3	患眼滴表面麻醉剂	患眼点表面麻醉剂1~2次,每次1~2滴
4	抽取麻醉药品(全身麻醉患者开放静脉通路,无须抽取麻醉药品)	抽取麻醉药品时字体朝上,医生及护士共同核对。全麻患者保证静脉通路通畅
5	神经阻滞麻醉	观察患者心率、血压、血氧饱和度有无变化,询问患者有无不适
6	消毒铺巾	手术医师外科刷手后进行消毒、铺巾,严格无菌操作
7	粘贴手术贴膜,结膜囊冲洗	先用甲基纤维素保护角膜,然后结膜囊内浸润0.5%聚维酮碘溶液,停留1~3 min后用生理盐水充分冲洗
8	伤口清洗	反复冲洗伤口,如果污染严重再用3%过氧化氢消毒液清创,最后用生理盐水彻底冲洗
9	寻找泪小管断端(图6-2-34)	备好显微镜。泪小管断裂应尽快进行修复
10	泪小管插管	在泪小管吻合术中,利用泪道插管作为支撑是保证断端正确对位、术后黏膜良好愈合的先决条件。所以手术的成功与插管材料的选择有密切关系。最好的插管材料是硅胶管
11	泪小管断端缝合	备好缝线,将硅胶管从上下泪小点插入泪小管后留置(图6-2-35),并向患者说明注意事项,预防硅胶管移位
12	涂抹眼膏,包扎术眼	涂抹抗生素眼膏,双层纱布覆盖,包扎术眼。向患者交代注意事项
13	清点器械,垃圾分类处理	整理用过的手术台,清点器械、缝针等物品
14	完善文书、送患者	撤去心电监护,完善护理文书,送患者至病房,并进行交接

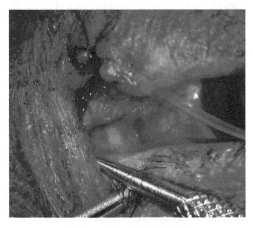

图 6-2-34 泪小管断端

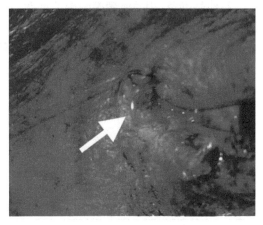

图 6-2-35 留置硅胶管

（九）鼻内镜下鼻腔泪囊吻合术

【手术用物】

1. 物品准备 基础开眶敷料、鼻内镜器械、鼻内镜加器械（图 6-2-36）、一次性 20G 眼用手术刀、一次性眼用月形刀、骨蜡、明胶海绵、纳吸绵，一次性单极电凝、美敦力动力手柄、美敦力一次性使用 4 mm 钻头、负压连接导管 2 根、一次性使用负压引流袋 2 个、显影纱布块、脑棉片、一次性无菌防护套 2 个、注射器（10 mL、5 mL、1 mL）、冲洗针头、无菌手套。

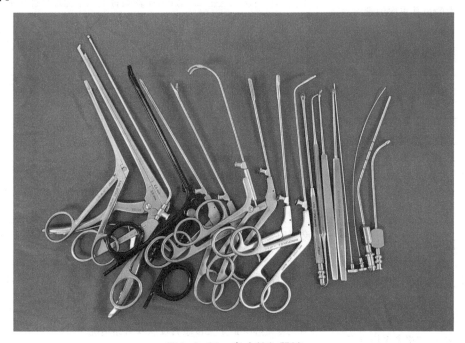

图 6-2-36 鼻内镜加器械

2. 药品准备　0.5%聚维酮碘消毒液、表面麻醉剂、抗生素眼膏、0.1%盐酸肾上腺素注射液、盐酸赛洛唑啉鼻用喷雾剂。

3. 仪器设备　超高清内窥镜手术系统、负压吸引器、美敦力动力系统、高频电刀。

【患者准备】

1. 常规准备　按术前患者常规准备。

2. 特殊准备　根据手术需要术前留置尿管、术前备血、完善 CT、核磁检查。

【手术配合】

详见表 6-2-9。

表 6-2-9　鼻内镜下鼻腔泪囊吻合术配合要点

序号	手术步骤	手术配合要点及注意事项
1	三方核查	手术室护士与手术医师、麻醉医师进行查对,同时核查麻醉同意书、手术同意书是否完善,查对相关检查单上的患者信息是否一致
2	连接静脉通路,粘贴负极板	做好心理护理,消除患者紧张恐惧的心理,连接电刀,调节合适的输出功率。确保负极板与患者皮肤紧密接触,尽量避开骨突、体毛多的部位
3	全身麻醉	麻醉诱导时观察患者心率、血压、血氧饱和度有无变化,连接好吸引器以备急用
4	常规消毒铺巾	消毒范围包括术侧鼻孔,必要时同时消毒双侧
5	术侧鼻孔再次消毒	术侧鼻孔再次彻底消毒,用 0.1%盐酸肾上腺素棉片鼻孔填塞,减少出血
6	连接摄像镜头和光纤	提前打开鼻内窥镜手术系统,检查是否正常,连接摄像镜头、导光光纤,连接时避免连接线打折,打开光源,调节输出光至合适大小
7	定位泪囊(图 6-2-37)	泪上颌缝,上界:中鼻甲腋部上 8 mm,钩突前缘"V"型黏膜瓣,蒂略高于中鼻甲腋部
8	开放骨窗(图 6-2-38)	备蝶窦咬骨钳、凿子、电钻,打开美敦力动力,连接手柄,安装钻头,同时连接注水泵,调试正常待用
9	切开泪囊(图 6-2-39)	用泪道探针从泪小点探入泪囊,活动探针,确定泪囊范围。于泪囊前下壁对应鼻黏膜瓣切开泪囊并将泪囊瓣翻入鼻腔,做蒂在后方的泪囊瓣,与钩突对位缝合
10	固定泪囊瓣	必要时置入硅胶管,吻合口注入抗生素眼膏,纳吸绵鼻孔填塞止血
11	整理用物	关闭摄像系统和动力系统,整理线路并妥善放置,清点器械,检查特殊精密器械的完好性,与器械清洗间工作人员认真交接
12	撤去心电监护,完善护理文书,送患者至恢复室	与恢复室麻醉护士交接患者皮肤及管路情况

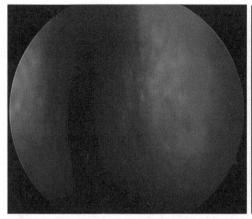

图6-2-37 定位泪囊

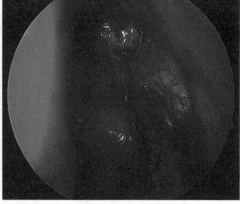

图6-2-38 开放骨窗

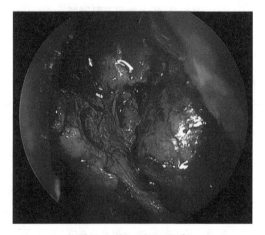

图6-2-39 切开泪囊

（十）眶内肿物切除术

【手术用物】

1. 物品准备　开眶敷料、基础开眶器械、眼科开眶加器械（图6-2-40）、眼科开眶加器械2、10#刀片、5-0可吸收缝线、7-0尼龙缝线、3-0带针慕丝线、骨蜡、明胶海绵、单双极电凝、一次性无菌显微镜套、一次性无菌镜头罩、负压连接导管、一次性使用负压引流袋、显影纱布块、脑棉片、一次性无菌防护套、注射器（10 mL、5 mL）、球后针头、无菌手套。

2. 药品准备　0.5%聚维酮碘消毒液、表面麻醉剂、抗生素眼膏、0.1%盐酸肾上腺素注射液。

3. 仪器设备　显微镜、负压吸引器、往复式眼科电锯、高频电刀。

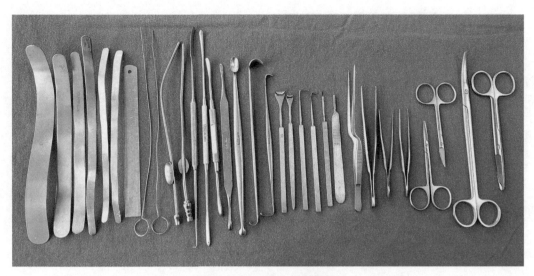

图 6-2-40　眼科开眶器械

【患者准备】

1. 常规准备　按术前患者常规准备。

2. 特殊准备　根据手术需要术前留置尿管、术前备皮、术前备血。

详见表 6-2-10。

表 6-2-10　眶内肿物切除术配合要点

序号	手术步骤	手术配合要点及注意事项
1	三方核查	手术室护士与手术医师、麻醉医师进行查对,同时核查麻醉同意书、手术同意书是否完善,查对相关检查单上的患者信息是否一致
2	连接静脉通路,粘贴负极板	做好心理护理,消除患者紧张恐惧的情绪为患者保暖,妥善固定。确保负极板与患者皮肤紧密接触,尽量避开骨突、体毛多的部位。避免与金属物品接触
3	全身麻醉	麻醉诱导时观察患者心率、血压、血氧饱和度有无变化,连接好吸引器以备急用
4	常规消毒铺巾	注意消毒范围,必要时健眼同时消毒,规范铺巾
5	切皮	沿患侧外眦角外侧水平切开皮肤和皮下组织,至深筋膜。自切口向两侧分离,使其范围上至眶上缘,下达眶下缘水平,扩大切口并立即止血
6	分离	切开眶壁表面筋膜,充分暴露眶外缘,沿眶外缘弧形切开骨膜,用骨膜剥离子将骨膜与眶内骨壁分开
7	切开眶外壁(图6-2-41)	用往复式眼科电锯沿眶外壁的上下平行切口将眶外壁锯开

续表 6-2-10

序号	手术步骤	手术配合要点及注意事项
8	切开骨膜(图6-2-42)	根据肿瘤的位置,T型或水平切开骨膜,从外眦水平剪开骨膜至眶尖部,用电凝或骨蜡止血
9	摘除肿瘤	充分暴露肿瘤并分离周围软组织,用组织钳夹取肿瘤,轻轻取出,若有粘连,应在直视下分离,关注瞳孔变化。及时准确留取标本
10	恢复眶外壁	肿瘤摘除后,充分止血,缝合眶内骨膜,将骨瓣放回原位,用可吸收板、钉或钛板、钛钉固定
11	伤口缝合	彻底止血,清点纱布、棉片、缝针等无误后缝合伤口,绷带加压包扎
12	完善文书、送患者	撤去心电监护,完善护理文书,送患者至苏醒室,并进行交接

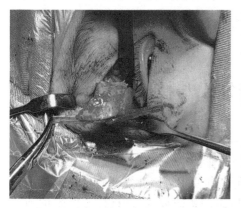

图 6-2-41　切开眶外壁

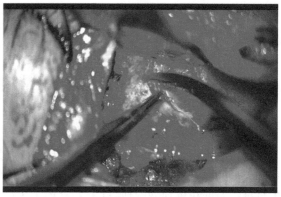

图 6-2-42　切开骨膜壁

》第七章
手术部(室)人才培养

随着医疗技术的发展,眼科的手术方法、新器械、新仪器设备不断推陈出新,对配合眼科手术的护士,从整体素质到专业水平的要求也越来越高。

手术室工作是一个特殊而复杂的环境,其护士需要具备应急与解决问题的能力、专科知识及操作技能、协作沟通能力与人际关系、教学科研能力、法律法规及相关专业知识、管理能力与自身基本能力。人才的培养已成为手术室专业发展的重要之路。

第一节　专业基础知识与技能

眼科手术室是医院的核心科室,其专业特点是专业技术性强,专业范畴不断扩展,对护理人员的专业基础知识和技能都提出了更新、更高的要求。因此需要有计划地对护理人员进行专业化培训,针对眼科手术室护士不同层级的资质要求,严格按照医院护理部制定的分层级管理制度制订眼科手术室各层级护士培训计划。提高基础知识与技能,有利于手术室护理专科化发展,进一步提高手术室的护理质量与护理水平。

一、新入职及 N0 层级护士培训计划

帮助新入职护士尽快适应眼科手术室护理工作,全面掌握各项护理规章制度、职责、工作流程、应急预案等,经过规范化培训,使其基础理论、基本知识、基本技能、医德医风等得到全面发展和提高(表7-1-1)。

表7-1-1 新入职及N0层级护士培训计划

培训目标	1. 具备良好的职业素质,具有良好的护士形象和行为,能独立完成临床护理工作 2. 掌握手术室护理工作的范围、特点及发展趋势 3. 掌握手术室护理的基本内容及各项规章制度 4. 掌握手术室患者的安全管理 5. 掌握手术室医院感染预防与控制的原则和措施 6. 能正确、规范、清晰地书写手术护理记录单 7. 基本掌握手术配合技术和护理操作技术 8. 基本掌握手术室突发事件的应急处理
培训方法	每周进行集中式培训和分散式培训 1. 集中式即由护理部统一组织教学人员负责岗前培训内容公共部分的介绍与训练 2. 分散式则由病区护士长安排在本科室进行。每周进行理论、业务知识的集中学习,在带教老师的指导下进行临床实践技能学习
培训内容	1. 基础理论 (1)了解学习卫生法律法规。如职业道德法规,医护人员法规等 (2)护士在临床工作中的礼仪规范 (3)交流与沟通技巧 (4)各项护理管理制度的具体内容及在临床工作中的应用。如交接班制度、查对制度、护理安全管理制度、抢救工作制度、给药制度、患者身份识别制度、消毒隔离制度等 (5)手术室护士各班岗位职责及专业要求 (6)消毒、灭菌与隔离技术操作原则。如各种消毒灭菌包装材料、消毒灭菌指示胶带或指示剂的选择方法以及消毒灭菌效果的判断方法 (7)手术室无菌技术操作原则。如外科手消毒、穿无菌手术衣、无接触式戴无菌手套等 (8)讲解手术护理记录单书写的规范要求 (9)各种手术缝线的种类、性能及应用范围 (10)人工晶状体的分类及应用,了解与识别人工晶状体单的各参数代表意义 2. 基本知识 (1)手术室护理工作范围及特点 (2)手术室的环境管理,包括建筑布局、区域划分、设施和流程等 (3)洁净手术室的概念、设计与净化标准。如学习《手术室护理实践指南》等 (4)手术室职业安全的概念及防护原则。如手术室患者查对、药品查对、一次性物品查对、标本核对等 (5)职业安全防护的相关内容及职业暴露事件的处理流程。如手术室锐器损伤的预防和处理 (6)学习眼球解剖及生理,掌握各专科手术配合相关知识等 (7)掌握各种手术器械的名称、用途及清洁、消毒与灭菌方法及各种灭菌设备的使用方法及注意事项 (8)常用手术仪器(超乳机、玻切机、显微镜等)使用后的清洁、保养和维护方法

续表 7-1-1

培训内容	3.基本技能 (1)生命体征的测量,吸氧,各种注射法,呼吸气囊的使用,心肺复苏术,气管切开吸痰,导尿术,床边心电监护的使用,静脉输液 (2)七步洗手法,外科刷手,穿无菌手术衣,戴无菌手套,无菌持物钳的正确使用方法,无菌器械台的建立,连台手术手术衣及手套更换方法,手术中的无菌操作原则等
考核方法	科室成立专科考核小组,由护士长、高年资主管护师组成。护理部及科室组织的院内考核达标 1.基本素质考核:包括德、能、勤、绩四项内容,结合手术医师配合满意度调查结果,有无纠纷投诉、有无表扬等,由护士长记录平时成绩 2.理论考核:每月考试 1 次,理论考试达 90 分以上。护士长命题,阅卷,评分,以后每季度考试 1 次,共 4 次。每季度交学习心得 1 篇 3.操作考试:集中培训期间每周考试 1 次,每次 1 项操作,考试成绩 90 分以上,由护士长或高年资主管护师主考评分

二、N1 层级护士培训计划

N1 层级护士主要为工作 5 年内的护士,理论及技术还不尽完善,因此对 N1 层级护士要狠抓基本理论和基本技能的学习。主要采用互动式、参与式及案例式培训方法,主要内容为手术室规章制度、无菌技术与消毒隔离制度、术前物品准备、手术台摆台规范、各专科手术配合、急诊手术应对等,理论授课后进行小组模拟训练。同时每月晨会上由 N1 层级护士进行专科小组汇报(PPT 形式),由专科护理组长进行点评,以加强 N1 层级护士对该专业知识的掌握情况(表 7-1-2)。

表 7-1-2 N1 层级护士培训计划

培训目标	1.继续巩固专业思想,不断丰富自身的知识和技能,达到手术室护理专科护士的要求 2.熟练掌握各项基础护理操作,认真执行各项规章制度和操作流程 3.能正确执行医嘱,熟练掌握各种麻醉患者的手术期管理,及时有效地配合处理麻醉意外,提供有效护理措施预防并发症的发生 4.加强手术室风险管理,提高护理质量,预防意外事故的发生 5.掌握一般感染手术的管理要求 6.掌握职业安全防护与职业暴露的处理方法
培训方法	1.定期参加护理部统一组织的教学培训内容基础部分操作训练 2.每周一参加眼科集中小讲课和科室读书报告会 3.定期培训,专科操作考核 4.每周进行各专科技术操作示范 5.培训形式(集中讲解、多媒体教学法、讨论法、情景模拟等) 6.临床实践中讨论交流互动形式 7.每月按护理部的部署,组织基础护理操作考试及基础护理学、专科理论知识与技能考试

续表 7-1-2

培训内容	1.基本理论 (1)在熟练掌握基础知识和技能的基础上,进一步学习和掌握专科护理知识和技能。如眼科常见手术步骤、相关解剖知识及手术过程中患者病情的观察内容等 (2)手术室医院感染预防与控制、洁净手术室的管理 (3)手术患者围手术期护理、患者安全管理。如手术室物品清点原则等 (4)手术室新技术和新业务 (5)手术室的职业安全与防护等 (6)正确安全使用医用气体 (7)掌握手术室的信息管理 (8)掌握特殊感染手术患者的管理 (9)掌握各类医疗废物的管理及医院感染的监测 (10)掌握眼科超乳机、玻切机、激光机的操作流程。熟练配合、调整各技术参数 (11)熟练配合开睑类、眼底类手术 (12)熟悉眼科手术室仪器设备故障的应急措施 2.基本知识 (1)进一步巩固学习 1 年内培训计划的基本知识 (2)学习专科基础知识,眼科解剖学,专科常见疾病的病理与生理特点,临床常用药物及常用抢救药物的药理知识 (3)医院手术室感染预防与控制 (4)手术室的消毒灭菌、隔离技术及无菌操作技术 (5)麻醉与手术室管理 3.基本技能 (1)基础护理操作:无菌技术,氧气吸入,生命体征测量,各种注射法,导尿,吸痰,心肺复苏术,静脉输液等 (2)专科护理基本操作:心电监护的使用,高频电刀的安全使用,显微镜的安全使用,手术无影灯的安全使用,吸引器的使用,微量泵的使用,超乳机的使用,玻切机的使用,激光机的使用,超乳手柄的清洗流程等 (3)注重护理基础理论及眼科手术室专业基本功的正规化训练和培养教育:在专业方面要完成眼科复杂手术的配合,加强各种班次工作能力的培养、训练,特别是注重各种手术外科无菌技术的培养
考核方法	科室成立考核小组,由护士长、高年资主管护师组成。同样采取护理部考核与科室考核相结合,理论考试和操作考试相结合的考核办法。护理部及科室组织的院内考核达标 1.理论考核:每季度考试 1 次,共 4 次,理论考试达 90 分以上。由护士长命题,阅卷并评分 2.操作考试:每季度抽考 2 项操作,由护士长或高年资主管护师主考评分,考试成绩90 分以上 3.1 年内结合临床护理工作写出 1 篇学习体会或论文、读书笔记 4.在上级护士指导下完成护理查房教案书写 5.书写护理科普通讯稿 1 篇并发表

三、N2 层级护士培训计划

N2 层级护士主要为在手术室工作 5～10 年的护士,独立完成复杂手术的手术配合,根据专科发展需要及护士个人的意向、兴趣、能力,适当引导护士向某专科发展(表7-1-3)。

表 7-1-3　N2 层级护士培训计划

培训目标	1. 熟练掌握手术室常用药物的安全使用 2. 掌握常用植入物的种类及使用 3. 了解常用仪器设备的使用及保养 4. 掌握手术室各项差错事故的防范措施 5. 掌握特殊感染手术的管理要求 6. 参与护理查房及质量分析会
培训方法	1. 每周一集中讲解 2. 每周安排业务学习及专业培训(集中讲解、多媒体教学法、讨论法、情景模拟等) 3. 实际操作及讲解
培训内容	1. 各类常用急救药品的药理及使用原则 2. 专科护理知识培训 3. 参与各专业类手术配合及掌握专科知识要点 4. 眼科手术患者安全管理及风险管理。如防止眼别错误的措施,防止手术异物遗留的措施等 5. 定期开展质量分析会,通过质量分析会,查找出质量问题,运用多维质量管理工具来对工作进行持续改进 6. 评判性思维在眼科手术室护理工作中的应用 7. 定期开展护理文献检索与文献阅读
考核方法	科室成立考核小组,由护士长、高年资主管护师组成。同样采取护理部考核与科室考核相结合,理论考试和操作考试相结合的考核办法。护理部及科室组织的院内考核达标 1. 理论考试:每季度考试 1 次,理论考试达 90 分以上。内容为基础护理学和手术室专科护理理论知识 2. 技术操作考试:科室由护士长和高年资主管护师结合手术室专科护理,对护士进行本专科专业技术操作考核,考试成绩 90 分以上 3. 基本素质考核:包括礼仪规范、沟通技巧、服务态度、工作质量等内容,结合手术医师配合满意度调查结果,有无纠纷投诉,有无表扬等,由护士长记录平时成绩 4. 完成至少 1 项护理质量持续改进项目 5. 在上级护士指导下书写论文 1 篇 6. 书写科普文章 1 篇并在公众号上发表 7. 主持科室应急演练至少 1 次

四、N3 层级护士培训计划

N3 层级护士主要为在手术室工作 10～15 年的高年资护士,要具备护理教学查房的能力,具备一定的带教能力,能独立完成复杂手术配合工作,运用手术室各项工作质量标准指导低年资护士工作,并能组织护理教学查房(表 7-1-4)。

表 7-1-4　N3 层级护士培训计划

培训目标	1. 熟练掌握眼科专科各项护理技术操作,掌握手术室常规仪器的使用和保养 2. 熟练配合各种手术及危重患者的抢救工作,掌握在紧急情况下的处理原则 3. 了解持续质量改进,积极参与服务和工作模式的质量改进 4. 了解手术室的管理知识,协助手术室管理,做好科室的一级质控 5. 能正确处理护患关系,避免患者及家属的投诉,提高满意度 6. 参与护生的带教工作 7. 能够结合临床护理工作,撰写护理论文
培训方法	1. 科内根据个人特长,结合临床护理工作需要,重点进行专科护理培训 2. 科室根据情况,每周一有计划、有步骤地安排业务学习、小讲课 3. 定期培训形式(集中讲解、多媒体教学法、讨论法、情景模拟等) 4. 科室选派护理骨干到上级医院进修学习或参加专科知识培训班学习
培训内容	1. "三基"内容 2. 麻醉与手术室管理 3. 手术室手术患者全期护理 4. 各专业组手术的护理配合 5. 学习本专业新技术、新知识,学习运用护理理论指导临床护理工作 6. 掌握护生带教要求、带教内容和考核办法
考核方法	科室成立考核小组,由护士长、高年资主管护师组成。同样采取护理部考核与科室考核相结合,理论考试和操作考试相结合的考核办法。护理部及科室组织的院内考核达标 1. 理论考试:每季度考试 1 次,理论考试达 90 分以上。内容为基础护理学和手术室专科护理理论知识 2. 技术操作考试:科室由护士长和高年资主管护师结合手术室专科护理,对护士进行本专科专业技术操作考核,考试成绩 90 分以上 3. 基本素质考核:包括礼仪规范、沟通技巧、服务态度、工作质量等内容,结合手术医师配合满意度调查结果,有无纠纷投诉,有无表扬等,由护士长记录平时成绩 4. 完成至少 2 项护理质量持续改进项目 5. 完成学部讲课至少 1 次 6. 发表论文 1 篇或者成功申请课题 1 项或省级以上会议大会发言 7. 能指导低年资护士书写论文 8. 书写科普文章 1 篇并在公众号上发表

五、N4 层级护士培训计划

N4 层级护士主要为在手术室工作>15 年的资深护士,是专科护理骨干,重点培训其解决本专科组手术中的疑难、紧急问题,以及组织、协调、指挥抢救工作的能力。制定专科手术中突发事件处理的工作流程并评价实施效果,能根据手术发展不断改进和完善技术内涵,持续优化流程管理,满足手术配合需要,并承担科室护士的培训工作(表 7-1-5)。

表 7-1-5　N4 层级护士培训计划

培训目标	1. 掌握净化手术间的管理,掌握手术室环境卫生学监测。熟练掌握危重患者的急救、手术配合,具有较强的专科知识和操作技能 2. 能结合手术室专科特点,制定各类手术患者围手术期配合要点,对患者服务周到、全面、正确 3. 能够优化组合各种风险管理技术,有效地发现、处理和控制医疗活动中的各种风险,以期降低手术风险发生率 4. 熟练掌握手术室医院感染预防与控制的原则和措施 5. 具有新的服务理念,能协调患者、家属和医护之间的关系及与其他科室间的关系 6. 服从护士长的分配,协调做好手术室管理工作 7. 在护士长的带领下,参与科室的护理科研和技术革新
培训方法	1. 自学为主,组织开展新业务、新技术的实施 2. 每周一集中讲课,提高教学水平 3. 每周定期培训形式(集中讲解、多媒体教学法、讨论法、情景模拟等) 4. 参观学习及知识更新学习,参加院内外学术交流会议
培训内容	1. "三基"内容 2. 学习国内外的新技术、新知识、新业务。具有较强的讲课及教学能力 3. 学习护理管理的相关内容 4. 学习论文的撰写、科研的设计。具有科研教学能力,能够运用科学的管理方法指导科室护理质量持续改进 5. 参加护理管理知识培训
考核方法	采取护理部考核与科室考核相结合,理论考试和操作考试相结合的考核办法。护理部及科室组织的院内考核达标 1. 科室由护士长进行考核,每半年进行"三基"及综合考核 1 次 2. 护理部按规定每半年进行技术操作考核及每年进行理论知识考核 3. 完成至少 2 项护理质量持续改进项目 4. 完成眼科学部讲课至少 2 次 5. 发表论文 1 篇或者成功申请课题 1 项或国家级会议大会发言 6. 能指导低年资护士书写论文 7. 书写科普文章 2 篇并在公众号上发表

第二节　专业理论与实践能力

　　眼科手术室为提高各专业组的手术配合质量,在保证手术室人员技术配合全面发展的前提下,提升护理人员的专业理论与实践能力。

　　我们实施了眼科专科分组管理模式。具体方法如下。

一、成立专科管理小组

　　将护理人员分为青光眼组、综合组(眼眶、泪器、斜视、眼表、眼整形、眼外伤)、白内障组、眼底专业组,每组推选出 1 名组长。组长应具有 3 年以上综合手术室眼科护理工作经验,且具备较强的管理能力与沟通协调能力,固定组员。

二、划分工作职责

　　护理人员应做好眼科手术配合,不断提高护理配合质量,熟知各专科的手术方法、步骤以及手术注意事项。配合手术医师开展新的手术项目,制定手术配合流程,当手术操作方式发生改变时,及时改变护理配合流程。清楚地了解手术医师的手术习惯,做好手术医师的个人习惯调查记录,其中包括手术中的器械使用与耗材、手术仪器脚踏控制器摆放等,做好手术仪器设备、器械的维护与管理,熟练掌握这些设备仪器的维护制度与操作流程,督促操作人员严格按照规定程序进行操作。组内成员需要每季度进行一次总结,发现手术配合中存在的相关问题,及时进行改正,不断提升手术中的护理配合质量。

　　专科组长负责专科疾病的护理工作,并制定专科组的技能培训内容和计划,同时负责监督相关仪器的管理情况并及时收集反馈意见。专科组员在专科组长的带领下完成相关工作内容后,积极参与专科知识与技能的培训。协助护士长做好科室的流程管理,提炼流程,细化流程并验证流程的实用性。专科组长在学术与科研方面,负责收集国内外近年来关于手术室管理的相关报道,强化学习规避手术室质量管理和风险隐患。

三、定期培训

　　专科组长负责本专业组护士的理论和实践培训,培训内容包括:理论知识、物品准备、手术配合、精密器械的清洗保养,仪器设备使用及保养、术者的个人习惯等。由简到繁、从易到难、循序渐进,并对其进行阶段性考核。由护士长负责安排配合手术的人员,保证配合手术人员力量的平衡。专科组长的管理职责包括:在护士长领导下完成小组人员的科内二级管理,监督和提升小组成员的专科手术配合质量,帮助成员解决业务上的相关问题;与小组成员一起讨论组员学习和培训计划,并落实;负责专科每日的考核、培训,并对考核结果进行评价;与手术医师积极沟通,持续改进护理工作,提升小组成员的服务意识;定期进行业务学习和护理查房。

以岗位要求为向导,提高专业理论与实践能力。以患者为中心,注重全程细节服务,落实持续改进,不断提高手术配合质量。

第三节　教学、科研能力

教学是一种双向沟通,为教导者与学习者共同参与的学习活动。护理工作是一门实践性、操作性、思维性、服务性很强的应用科学。随着护理模式的转变及护理教育的改革,如何培养工作能力较强的实用型护士,是现今每一位带教老师面对的首要任务。

一、教学培训体系建设

(一)培养教学意识

培养科室带教老师工作与教学相结合的意识,现代科技的发展一日千里,护理理念与知识也在不断地延伸,单纯的护理工作或是单纯的护理教学已不能满足现况,我们要在激烈的竞争里脱颖而出,就必须依靠教学,把知识学以致用,融合到护理工作中再教学,形成闭环的管理。

(二)规整师资队伍

根据医院教学老师遴选要求,规整教学师资队伍,并对教学老师进行考核,建立准入和退出机制,不断优化师资队伍的结构。

(三)教学培训计划

护理人员根据不同身份如进修生、规培生、实习生、研究生等,制定培训内容,计划具体到每周或每日,详细内容见表7-3-1~表7-3-4。

1.眼科手术室进修护士培训计划　护理骨干护师按照3个月制定计划,具体内容如下(表7-3-1)。

表 7-3-1　眼科手术室进修护士培训计划

第1月		
时间	学习内容	培训方式
第1周	1. 介绍手术室的基本情况,如人员、设备 2. 手术室环境布局、工作制度及工作指引 3. 进修护士礼仪规范、纪律要求 4. 手术间物品规范放置要求 5. 消毒隔离制度、安全核查制度等	现场讲解
第2周	1. 手术床功能及操作指引 2. 眼科专科仪器类型、功能、操作指引及故障排查(显微镜、超乳机、玻切机、激光机、冷冻仪、内窥镜等) 3. 眼科常见手术术前准备、物品准备、巡回配合 4. 快速高压蒸汽灭菌器操作流程及故障排查 5. 参与手术室安全核查及风险评估	现场讲解
第3周	1. 手术室患者转运交接流程 2. 手术医疗废物的处理流程 3. 眼科精密器械用途、处理、保养 4. 术后器械预处理及与消毒供应中心交接流程 5. 眼科手术常用耗材种类、用途	现场讲解
第4周	1. 巩固前三周学习内容 2. 参与科室本院护士教学培训	—
第2月		
时间	学习内容	培训方式
第1周	1. 眼科手术室职业暴露预防及处理 2. 观看手术视频,讲解手术重要步骤 3. 手术患者的术中健康指导,与手术患者的沟通技巧 4. 眼科手术室常用药物、各类消毒剂的用法、注意事项及有效期的管理 5. 手术室标本收集及送检流程	视频讲解
第2周	1. 电外科安全 2. 等级医院评审标准下眼科手术室的管理 3. 眼科手术室教学模式的实践与思考	PPT 讲解
第3周	1. 眼科器械的灭菌方式、用途及保养注意事项 2. 实操培训,仪器设备(如玻切机、超乳机、显微镜、手术床等)使用及注意事项 3. 感染手术间终末处理 4. 层流手术间概念、分级、分区等相关知识 5. 参与环境卫生学及物表监测工作	现场讲解
第4周	1. 巩固前三周学习内容 2. 参与科室本院护士教学培训	—

续表 7-3-1

时间	学习内容	培训方式
第 3 月		
第 1 周	1. 玻璃体腔注药流程管理 2. 各种检查单判读(人工晶体度数测量、内皮测量、A/B 超、OCT 等) 3. 人工晶体分类及规格 4. 玻璃体手术中填充物、辅助器械种类、特点及作用 5. 全身麻醉及基础麻醉手术配合要点	现场讲解
第 2 周	1. 独立配合白内障超声乳化手术 2. 独立配合眼表疾病类手术 3. 独立配合斜视、整形类手术 4. 独立进行显微镜的操作 5. 独立完成 1 篇个案或者专案的书写	—
第 3 周	理论及操作考核 1. 理论考核:眼科专科、手术室专科、院感知识、日常工作等 2. 操作考核:外科刷手、无菌器械台的建立、无接触戴手套法、显微镜的使用等	—
第 4 周	1. 眼科手术室不良事件的管理(RCA) 2. 眼科手术室精密器械的管理(品管圈)	案例分析

2. 眼科手术室规培护士培训计划 规培护士计划分入院第 1 学年、第 2 学年,按照 12 周制定计划,具体内容如下(表 7-3-2)。

表 7-3-2 眼科手术室规培护士培训计划

时间		学习内容
第 1 学年		
第 1 月	第 1 周	1. 介绍手术室的基本情况,如人员、设备及手术室环境布局 2. 眼球解剖 3. 规培护士礼仪规范、纪律要求、工作制度
	第 2 周	1. 手术间物品规范放置要求 2. 消毒隔离制度、安全核查制度等 3. 眼科手术室常用药物、各类消毒剂的用法、注意事项及有效期的管理
	第 3 周	1. 无菌器械台的建立、无菌技术操作、外科刷手 2. 专科操作:点眼、睑板腺按摩、结膜囊冲洗、绷带包扎等 3. 急救操作:单人徒手心肺复苏、电除颤技术等 4. 手术室患者转运交接流程、医疗废物处理流程
	第 4 周	1. 白内障手术巡回配合 2. 人工晶体种类、规格 3. 白内障相关检查结果判读

续表 7-3-2

时间		学习内容
第2月	第1周	1. 手术床功能及操作指引 2. 快速高压蒸汽灭菌器操作流程及故障排查 3. 参与手术室安全核查及风险评估
	第2周	1. 术后器械预处理及与消毒供应中心交接流程 2. 眼科手术室职业暴露预防及处理 3. 手术患者的术中健康指导与手术患者的沟通技巧
	第3周	1. 斜视、整形、眼表手术巡回配合 2. 眼科手术缝线种类及用途 3. 供体材料的相关知识
	第4周	1. 手术室标本收集及送检流程 2. 感染手术间终末处理 3. 玻璃体腔注药流程管理
第3月	第1周	1. 青光眼手术巡回配合 2. 青光眼相关检查结果判读 3. 青光眼白内障联合手术配合要点
	第2周	1. 手术设备使用(显微镜、超乳机、高频电刀等) 2. 观看手术视频,讲解手术重要步骤 3. 全身麻醉及基础麻醉术中配合要点
	第3周	1. 眼科精密器械处理及转运流程 2. 层流手术间概念、分级、环境卫生学监测、物表监测 3. 实操培训,仪器设备(如玻切机、超乳机、显微镜、手术床等)使用及注意事项
	第4周	理论及操作考核 1. 理论考核:眼科专科、手术室专科、院感知识、日常工作等 2. 操作考核:外科刷手、无菌器械台的建立、无接触戴手套法等
第2学年		
第1月	第1周	1. 手术室患者转运交接流程、安全核查流程 2. 手术室医疗废物处理流程、手术间终末处理流程 3. 手术室标本收集及送检流程
	第2周	1. 眼科器械的灭菌方式、用途及保养注意事项 2. 电外科安全、内窥镜设备操作指引及故障排查 3. 眼科手术室职业暴露预防及处理
	第3周	1. 玻璃体切割手术巡回配合 2. 术中填充物、辅助器械种类及作用 3. 眼底外科相关检查结果判读
	第4周	1. 超乳机、玻切机操作指引及故障排查 2. 参与手术室安全核查及风险评估 3. 全身麻醉及基础麻醉术中配合要点

续表 7-3-2

时间		学习内容
第2月	第1周	1. 术中约束带的正确使用 2. 眼科各类灌注液的配比、作用 3. 眼科各类耗材的使用说明
	第2周	1. 眼科手术室教学模式的实践与思考 2. 等级医院评审标准下眼科手术室的管理
	第3周	1. 眼科手术室不良事件的管理（RCA） 2. 眼科手术室精密器械的管理（品管圈）
	第4周	1. 论文检索及文献阅读 2. 完成1篇专案或者论文
第3月	第1周	1. 独立配合白内障超声乳化手术 2. 独立配合眼表、斜视、整形疾病类手术 3. 能进行眼科仪器设备的实操及故障排查
	第2周	1. 眼眶手术巡回配合 2. 眼科手术中体位安置 3. 眼眶相关影像结果判读
	第3周	1. 器械护士及巡回护士职责 2. 手术物品清点 3. 术中低体温预防及措施 4. 手术室护理文书书写规范
	第4周	1. 专案汇报 2. 召开座谈会

3. 眼科手术室实习护士培训计划 实习护士按照4周制定计划,具体内容如下(表7-3-3)。

表 7-3-3 眼科手术室实习护士培训计划

时间	学习内容	授课形式
第1周	1. 眼科手术室实习生入科培训 2. 眼科手术室环境介绍、规章制度	PPT
	3. 常见手术的术前准备、方式及器械配备	随手术
	4. 外科刷手,无菌器械台的建立	操作演示
第2周	1. 手术患者接送流程 2. 眼科手术常用药物的名称、作用、方法 3. 眼内灌注液的配置及作用 4. 巡回护士工作内容 5. 高倍镜的使用及注意事项	随手术
	6. 医疗废物处置	PPT
第3周	1. 眼科基础及显微器械的详细内容 2. 手术室普通及感染手术终末处置流程 3. 参与手术安全核查及风险评估	随手术
	3. 超乳机的使用及注意事项 4. 各类人工晶体的功能 5. 观看白内障手术视频,讲解重点步骤	视频讲解
	6. 眼科手术室职业暴露预防及处理	PPT
第4周	1. 玻切机的使用及注意事项 2. 各类填充物的功能 3. 观看玻璃体切割手术视频,讲解重点步骤	视频讲解
	4. 出科汇报(实习护士) 5. 小讲课(实习护士) 6. 座谈会	PPT
	7. 理论及操作考试	护世界

4. 眼科手术室在读研究生培训计划 在读研究生基础实践按 1~2 个月制定,专业实践按 10 个月制定,具体内容如下(表 7-3-4)。

表 7-3-4　眼科手术室在读研究生培训计划

\multicolumn{4}{c}{第一阶段:基础实践}			
轮转时间	轮转专业	内容/题目	完成情况
第1月	白内障	1.白内障手术适应证、禁忌证 2.人工晶体种类、规格 3.白内障相关检查结果判读 4.掌握白内障的概念、组织解剖、病理特点;白内障的手术目的、手术方式(以超乳手术为主)及护理配合要点 5.在带教老师的指导下完成小切口白内障囊外摘除术的护理配合	
	青光眼	1.青光眼患者心理评估、沟通技巧 2.青光眼相关检查结果判读 3.青光眼白内障联合手术术中要点分析 4.掌握青光眼的概念、病理特点、分类、手术目的、手术方式及护理配合要点 5.在带教老师的指导下完成青光眼复合式小梁切除手术巡回配合	
	眼底外科	1.玻璃体切割手术填充物种类及作用 2.前后节联合手术术中配合要点 3.眼底外科相关检查结果判读 4.掌握玻璃体视网膜手术的组织解剖、病理特点、手术目的、手术方式、并发症及护理配合要点 5.在带教老师的指导下参与外路手术护理配合	
第2月	斜视	1.斜视、整形手术用药原则 2.眼科手术缝线种类及用途 3.泪道激光应用范围、使用指引 4.门诊手术流程 5.化学烧伤处理原则 6.角膜移植手术供体材料相关知识	
	泪道		
	整形		
	眼表		
	眼眶	1.眼眶手术的适应证、禁忌证 2.巡回护士及器械护士职责 3.手术物品清点原则 4.眼眶相关影像检查结果判读 5.植入物风险管理	

续表 7-3-4

第二阶段:专业实践		
轮转时间	内容/题目	考核形式
第1月	护理文书书写、手术室计费、标本交接流程、患者接送流程	科室评定
第2月	仪器设备(显微镜、超乳机、玻切机、内窥镜等)	操作考核
第3月	单人徒手心肺复苏、电除颤技术、一医一护急救、危重手术患者转运	操作考核
第4月	手术室药品、物品、设备、耗材等物资管理	科室评定
第5月	教学查房、疑难病例讨论、小讲课	教学能力测评
第6月	专科技术操作:睑板腺按摩、泪道冲洗探通等	操作考核
第7月	手术室三级质控标准控制、评价、持续改进	督导
第8月	手术室层流分级、环境卫生学监测、物表监测、手术室终末处理	实操
第9月	阅读分析专业期刊的能力,了解眼科前沿进展	撰写专案、论文或综述
第10月	突发事件应急处理、危机识别能力、护理管理能力	科室评定

(四)教学培训多样化

科室应持续推动多种教学形式,如线上教学、护理查房、PBL教学(以问题为导向的教学方法)、情景模拟、翻转课堂、思维导图等,将思维导图制作成教学图谱,制作微课及视频放在公共平台上学习,采用不同形式的教学方法及考核方式能激发学习者的潜能,使知识记忆更加稳固。

(五)教学质量控制

对于每次的培训授课都应有长期有效的质量评价,教学秘书作为科室教学工作的责任人,应根据科室教学需求不断提出及调整教学规划,将科室教学工作持续改进。通过教学质量评价,教学老师也能更了解自己的教学情况,充分发挥自己的优势,扬长避短,改进教学方法,提高教学质量。

(六)勤于反思、善于总结

教学工作应根据学习者的反馈进行反思总结,不断更新完善学习内容及教学方法,使每个人都参与到教学工作中。可定期召开教学会议或座谈会,收集学习者对教学工作的意见及建议,对教学工作持续改进,明确强化教学目的,部署教学工作。

(七)定期开展各种形式的教学活动

1. 定期开展护理教学查房、情景模拟教学。
2. 科室定期举办教学竞赛,以提升临床护理师资教学能力和水平。
3. 开展眼科教学视频拍摄工作。

(八)外出进修人员的管理

眼科手术室外出进修人员管理严格按照医院制定的外出进修人员管理规范执行。

1. 符合外出进修条件且按照外出进修流程进行申报进修。

2. 外出进修返院工作考评严格按照医院相关规定执行。

(1) 护理人员进修结束后,结合医院和临床实际,在工作流程、制度规范、专业技能、专科内涵、优质服务等方面进行改进、优化、创新,制订返院工作计划,要求明确工作目标、工作内容、时间节点,病区护士长、科护士长审核签字。

(2) 护理人员进修返院后,5 个工作日内持进修结业证、进修鉴定表、工作计划到护理部报到;按照科室安排将所学内容及体会以 PPT 形式在科内汇报;在临床工作中持续提升专科护理能力,积极开展并推行新理念、新技术、新业务等;3 年内每年提交年度考核表。

(3) 科室和病区持续追踪护理人员返院后工作开展情况,可根据医院要求,结合专科实际,细化进修返院工作考核评价细则,定期对其工作进行考评。

(4) 护理部每年举办外出进修护理人员工作汇报,交流学习经验,展示护理人员返院工作开展成效。

3. 外出进修人员返院后结合医院及科室临床实际,制订工作计划。

(1) 提升科研能力,每月安排 1 次科研知识讲解,将所学的科研知识分享给大家,由科室内有科研基础的老师轮流讲解,以达到让大家能够掌握个案、教案、开题报告等撰写方法。

(2) 优化工作中的细节,减少工作中不良事件的发生。

(3) 针对目前科室有待改进的各种流程,思考对策进行优化,既保证手术安全,又能保证科室工作顺利开展。

(4) 提升教学及专科业务水平,例如:由各专业组的成员轮流授课,统一模板进行课件制作,教学组及护士长给予质量把关;每月由科室人员轮流分享医生的手术配合流程、注意事项及特别之处,能够更好地提升大家配合手术的能力,让医生满意,体现专科化;每月由科室人员轮流向大家培训仪器的使用方法及注意事项,以提高其实际操作能力。

(5) 将本次学到的科研知识运用到实际工作中,不断提升论文写作能力,每年撰写 1 篇论文并发表。

(6) 本人主持或参与 1 项以上的专科护理质量管理项目,例如:质量改善项目、品管圈等。

(7) 参与制订或修订病区专科护理常规、技术流程、标准和护理方案,积极参加科室及学科的各项活动,不断地全面发展。

二、护理科研体系建设

随着时代的发展,护理人员的科研能力被认为是其核心能力之一。护理科研逐渐受到重视,并成为衡量护理人员综合素质的指标之一。重视手术室护理人员的科研水平,探讨科学有效的提高护理人员科研能力的措施,从而使护理人员的科研能力和专业技能相互促进,综合发展,最终达到临床工作的要求,还能够使护理人员的自身价值得到更好的体现。通过科内组织的护理科研培训计划,大家能够开拓思维,发现临床工作中的问题,能够从科学的角度去探讨、分析问题,熟练地检索国内外相关文献,了解国内外发展现状,确定新的解决问题的办法。熟悉综述、开题报告的书写技巧及要点,能够独立完成综述和开题报告的书写。

（一）成立科研小组

1. 定期文献分享　由科研小组人员每月轮流在国内外高影响因子期刊上，搜索手术室护理方面优秀论文 3~5 篇，编排成 PDF 格式，每月一个主题，由手术室专家进行点评，发送到科室网络线上学习平台和微信学习平台，供大家学习。

2. 定期文献阅读　挑选高质量有难度的论文，带领大家进行重点和难点的分析和讲解，拓展阅读的广度和深度，并创新阅读方式、方法。

3. 建立科研信息平台　为大家提供科研相关信息，创建良好的科研信息获取平台，并发布科研相关资料。由于护士临床工作繁忙，利用医院图书馆的时间较少，因此加强科室网络建设，开通医院图书馆院外上网平台，使护士休息在家时即可查阅到科研资源数据库。订阅核心期刊供护士阅读，使其了解最近的科研动态，更好地把握科研思路。

4. 定期开展专题讲座　邀请科研专家采用集中授课的形式讲解观察性研究、实验性研究、质性研究等研究类型，国内外各种检索工具及方法；讲授各种文献管理软件、翻译软件、技术路线图程序等科研工具的管理及使用。

5. 定期开展开题报告书写训练　通过理论授课，解读开题报告的书写要点，根据模板进行开题报告的书写。每个人上报 2~3 个临床上遇到的疑问点，根据上报情况结合个人科研能力进行分组，每组 3~4 人；小组成员根据上报的题目确定一个共同的主题。定期组织在科室内部进行汇报，并邀请专家进行点评、指导提出修改意见。

6. 定期开展综述撰写训练　通过理论授课讲解综述的书写要点及技巧；小组讨论，确定综述的题目（要求综述和开题报告方向一致），搜索文献（近 5 年内，专著和书籍可适当延长），汇总讨论，最终成文。

7. 制定年度考核指标　每组完成 1 篇综述及 1 份开题报告。

（二）成立质量改善小组

1. 开展护理创新培训，提高护理人员科研成果转化意识。根据科室工作或者开展的质量改善项目进行改进，提出创新方法后申请专利，总结成论文进行发表。

2. 开展质量改善项目并进行总结形成论文。针对科室存在的问题，成立的质量改善小组，改善后进行总结并书写成论文进行发表。

（三）临床护理科研人才的分层次培养

1. 高学历的护理人员是推动科室护理科研发展的生产力。

2. 有丰富临床经验、善于发现问题的护理人员是科研活动的重要参与者。

3. 培养专科护士作为本专科的护理科研带头人。

4. 分阶段培养临床护理人员的科研参与意识。

多数护理人员都可以循序渐进地参与到科研活动中，各尽所能逐渐培养科研意识和能力，形成可持续发展的临床护理科研人才的梯队。

第四节　管理能力

眼科手术室是医院的重要部门,手术室护理人员则是保障日常工作质量、安全、有效,确保手术安全的主体,如何最大限度激发护理人员的潜能和工作积极性,是每一位手术室管理者关心的重点。管理是关键,俗话说:"三分技能,七分管理。"一个协调、有序、高效的管理机制是产生效益的根本。统一和规范手术室护士的行为,进而最大限度发挥手术室护士的主观能动性,从而提高手术室护理工作效率和服务质量。

一、眼科手术室人员管理原则

(一)人性化管理

护理质量必须强调管理的人性化,坚持以人为本。"以人为本"是人员管理的最根本的特点。"以人为本"的核心:只有实现了尊重护士、相信护士、依靠护士,满足护士自我实现的需要,才能充分发挥护士的积极性和创造性,使手术护理专业得到良好的发展。在确定管理计划时,要听取护理人员的心声,考虑护士的实际情况和需求,提升护理人员对工作的热情和责任心。针对患者和医生的不同需求,提供更高水平的护理服务。

(二)标准化管理

护理质量管理的基础工作首先是要制定护理工作质量标准。手术室护理质量管理应以完善的规章制度、规范的操作流程、健全的岗位职责及完善的质量检查标准为前提,使一切管理始于标准且忠于标准。这是检验护理质量管理水平的主要依据,同时可以将此作为护理工作的指导。

(三)建立常态化管理机制

手术室是一个专业技术性、协作性及应急性很强的科室,是眼科治疗最重要的场所,是高风险科室,任何的疏忽大意都可能会造成严重的不良事件,给患者造成严重后果。所以,在手术室护理管理过程中必须贯彻手术风险预防常态化的意识,日常工作中积极排查可能的风险,并制定工作规范和指南,避免安全事故的发生,保障手术室工作顺利开展,保证患者的安全。

(四)专科分组管理

实行专科分组管理,缩小管理跨度,护士长负责监控和协调工作,定期护理查房及时分析整改,全方位、多渠道的组织学习活动,提高不同层次护士的业务素质及风险防范能力。分组护理管理主要通过对护理职责进行划分,再建立权、责、利三合一的标准化管理体系,该护理模式中,整个护理过程需由护士长和组长进行监督和指导,帮助经验缺乏的护理人员在短时间内明确护理要点,防止出现手术室不良事件,影响手术效果。其中,小组组长在其中起到关键作用,需保持与护士长密切联系,且需要对所负责区域进行调整和规划,确保护理工作顺利落实。

（五）数据化管理

数据是现代护理质量管理的依据,可依此分析判断护理质量水平的高低。在实际工作中,通过对数据的收集、整理和分析,来发现护理质量出现的问题,为管理者提供具体、客观、准确的动态数据,从而及时制定出精准的解决方案。

（六）护理人员职业规划

在医院护士职业生涯规划过程中,护理管理者应更多地起到引导、激励、协调、计划的作用。护理管理者应从多方面满足护士的需求,为其提供多渠道的晋升机会,如从护理教育、专科护理以及护理管理等方向给予护士正确的引导。

个人职业规划可以帮助护士科学制定职业目标,激励护士扩展专业技能和范围,提高护理服务质量、促进护士工作专业化、稳定护士队伍、推动护理事业的发展。专科护士是指在某一特定的专业领域接受规范、系统化的理论和技能培训,考核合格后获得资格证书的护理人员。其应具备扎实的理论知识和丰富的临床经验,能够快速获取本专业新信息,科学开展护理研究,熟练运用护理知识和技术,为患者提供优质的专业化服务。通过专科护士培养,可以提高护士岗位胜任力,增强职业获益感,激发职业规划意识。

二、眼科手术室人员管理文化

（一）持续质量改进

持续质量改进是指在现有水平上不断提高服务质量、过程及管理效率的循环活动。不断改进和创新已变成了现代化手术室的一种文化、一种习惯。在日常工作中要做到"不能只埋头工作,要学会抬头看路"。还要在工作中发现问题并做到遇到问题不放过,持续地改进工作、优化流程。

（二）开拓创新

提高创新意识,树立创新理念,拥有预见性的思维,可以在一定程度上创新手术室的护理。

（三）综合素质的培养

综合素质培养包括文化和道德素质、协调能力、慎独精神、责任心、身体素质的培养等。提高手术室护理人员的整体素质,对手术室的工作有很重要的意义。随着现代手术技术的发展及医学模式的转变,对手术室护理人员有了更高的要求。为适应新的医学模式,需要培养高素质合格的手术室护理人才队伍。

（四）团队精神

手术室团队的协作是决定手术室工作成功的关键因素。团队是指一种为了实现某一目标而由相互协作的个体所组成的正式群体。搞好团队精神建设,有助于护理管理工作的开展,护理工作会做得更好,人与人之间的关系更加和谐。

》第八章
手术室信息化建设

手术室信息化建设是各级手术室工作的重点,它是手术室发展的重要标志,信息化能把手术室繁杂的管理逐步现代化、科学化、规范化,成功的手术室信息化建设会给手术室带来巨大的效益。下面将从电子病历系统、耗材管理系统、手术视频采集、存储以及5G网络下手术直播示教方面进行简单介绍。

第一节 手术信息管理系统

一、电子病历手术信息化系统

随着互联网技术的飞速发展及应用领域的不断扩大,医院管理模式也在不断变化,传统人工管理模式已经不能满足现代医院精细管理发展的需要,信息化管理系统的应用可以大大优化工作流程,提高工作效率,更加全面系统地搜集、分析相关数据。此外,医院信息化程度已经成为评价我国综合医院等级评审的重要标志之一。

我们目前使用的是电子病历手术信息化系统(hospital information system,HIS),该系统将手术名称和编码统一录入到手术分类和编码字典库内,建立与电子病历和医嘱管理信息系统中手术名称、编码的对应关系。信息系统可以帮助实现患者、医生、护士基本信息管理,手术室常用到手术信息共享功能,实现术前、术中和术后信息推送和共享,术前信息包括手术申请、手术审批、手术安排等信息;术中信息包括手术进程、危急值等信息;术后信息包括麻醉复苏进程、患者术中费用扣除等。还可以通过医院信息平台与电子病历、临床检验、医学影像、病理等系统对接,获取患者疾病信息数据,支持患者信息全景展示(图8-1-1)。

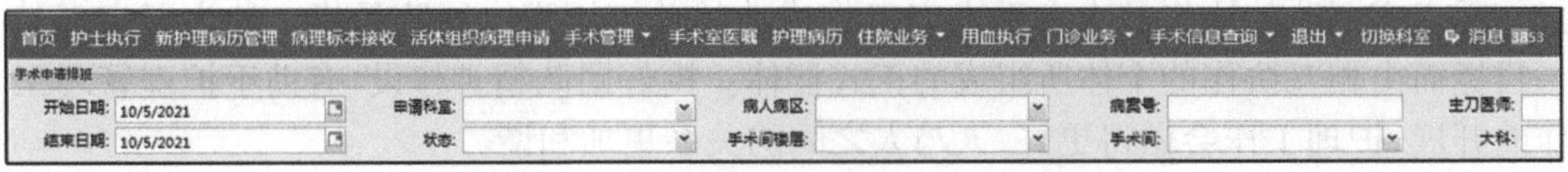

图 8-1-1 电子病历手术信息化系统

（一）手术申请

手术医师在手术前一天下午四点之前提交手术申请,HIS 实时同步手术申请单信息:手术方式、手术部位、术前诊断、拟手术名称、患者基本信息(住院号、病区、床位)、手术时间、术者、感染类型、麻醉方式等(图 8-1-2)。并用不同颜色区分手术当前状态(图 8-1-3),同时提供撤销、更改手术申请等同步功能。

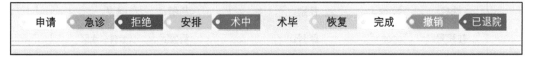

图 8-1-2　手术申请

| 申请 | 急诊 | 拒绝 | 安排 | 术中 | 术毕 | 恢复 | 完成 | 撤销 | 已退院 |

图 8-1-3　手术状态分区

（二）打印手术通知单

术前,巡回护士可将本手术间手术通知单从 HIS 系统中导出打印,方便核对手术患者信息(图 8-1-4)。

（三）打印患者接送单

术前,巡回护士可将本手术间手术患者接送单打印,方便接送患者时进行核对(图 8-1-5)。

手术日期	姓名	住院号	床号	性别	年龄	病人类型	术前诊断	拟手术名称	主刀医生	助手	麻醉方式	感染类型	急诊	手术要求
2021-04-26	刘			女	69岁	自费	双眼闭角型青光眼、白内障、右眼LPI术后	左眼复合式小梁切除+白内障超声乳化摘除+人工晶体植入术	宇	任	基础麻醉	无	择期	
2021-04-26	郭	000.	1116床	女	34岁	自费	右眼青光眼	右眼360度小梁切开+小梁切除术	宇	任	基础麻醉	无	择期	
2021-04-26	尤	000.	1121床	女	55岁	自费	1、左眼继发性青光眼 2、左眼白内障伴晶位 3、左眼纯挫伤	左眼白内障超声乳化摘除+人工晶体植入+房角分离术（备张力环植入）	宇	任	基础麻醉	乙肝	择期	
2021-04-26	李	000.	1104床	女	75岁	城乡居民	1、双眼残余性青光眼 2、双眼白内障 3、双眼屈光不正	右眼白内障超声乳化摘除+人工晶体植入+房角分离术	宇	任	基础麻醉	无	择期	
2021-04-26	王	0002	1119床	女	19岁	自费	双眼闭角型青光眼LPI术后	右眼白内障超声乳化摘除+人工晶体植入+青光眼引流阀植入+玻璃体腔注药术	宇	任	全身麻醉	无	择期	
2021-04-26	高	0002	1107床	男	43岁	自费	1、右眼继发性青光眼 2、右眼眼球破裂伤清创缝合术后 3、双眼白	右眼白内障超声乳化摘除+青光眼引流阀植入术(备晶体植入，备张力环)	宇	任	全身麻醉	无	择期	
2021-04-26	王	0002	1108床	男	67岁	自费	1、双眼青光眼、2、双眼白内障 3、左眼翼状胬肉	右眼复合式小梁切除+白内障超声乳化摘除+人工晶体植入术	宇	任	全身麻醉	无	择期	
2021-04-26	吴	0002	1109床	男	57岁	自费	1、双眼新生血管性青光眼、2、双眼玻璃体积血 3、双眼糖尿病视网	右眼青光眼引流阀植入术	宇	任	基础麻醉	无	择期	
2021-04-26	刘	0002	1125床	男	5月	自费	双眼先天性青光眼	右眼360度小梁切开+小梁切除术	宇	任	全身麻醉	无	择期	

人民医院手术排班表
2021 年 4 月 26 日--2021 年 4 月 26 日 手术台数：9

图 8-1-4　手术通知单

人民医院接(送)手术患者接送单　　接入后去向：预麻间 □　术前准备间 □　手术间 □

日期：	2022/1/25	台序：	2	手术间：	0.11
姓名：	张	性别：	女	年龄：	84岁
住院号：	0002	床号：		科室：	眼科一病区

手术名称： 右眼白内障超声乳化抽吸术+房角分离+置入人工晶状体+前房成形
手术部位标记 □　　　特殊感染　是 □　否 □　腕带 □
病人信息确认 □　　　影像资料 □　　义齿 □无　□已摘除 □未摘除

病历 □　　　　手术衣 □　　　　术前禁食 □
术中带药 □　　　其他 □

接送人员签名：____/____　责任护士签名：_____　巡回护士签名：_____
手术医师：吴____　打印时间：2022年1月26日 11:09:59

图 8-1-5　患者接送单

（四）全息视图

全息视图中可以查阅患者既往就诊病历，包括：诊断信息、用药清单、电子病历（图8-1-6）、检查（图8-1-7）及检验结果（图8-1-8）、病理报告等。其中电子病历可以记录患者的入院记录、查房记录、手术记录等。

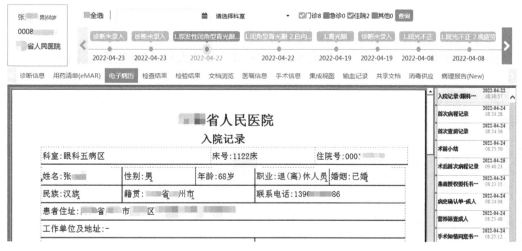

图 8-1-6 电子病历

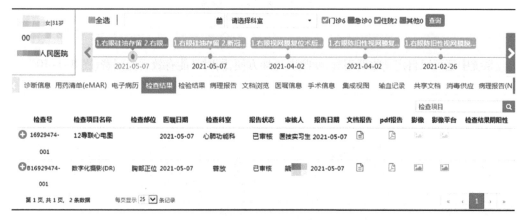

图 8-1-7 检查结果

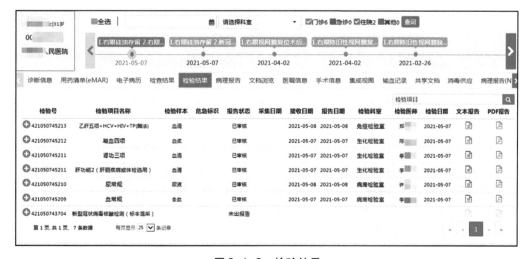

图 8-1-8 检验结果

（五）医嘱录入、收费

审核无误后保存医嘱（粉色），此时患者所用费用已经扣除（图 8-1-9）。也可以在系统费用查询中找到患者所产生的所有费用明细，以方便他人核对，避免错费、漏费。

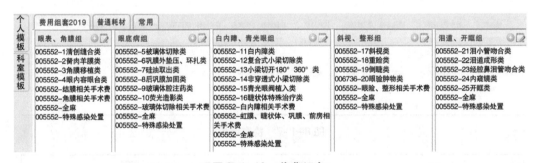

图 8-1-9　医嘱录入、收费

系统中还可以自定义收费组套，使收费更加方便，同时又能有效避免漏费（图 8-1-10）。

个人模板·科室模板

费用组套2019	普通耗材	常用

眼表、角膜组
005552-1清创缝合类
005552-2胬肉羊膜类
005552-3角膜移植类
005552-4眼内容眼台类
005552-结膜相关手术费
005552-角膜相关手术费
005552-全麻
005552-特殊感染处置

眼底病组
005552-5玻璃体切除类
005552-6巩膜外垫压、环扎类
005552-7硅油取出类
005552-8后巩膜加固类
005552-9玻璃体腔注药类
005552-10荧光造影类
005552-玻璃体相关手术费
005552-全麻
005552-特殊感染处置

白内障、青光眼组
005552-11白内障类
005552-12复合式小梁切除类
005552-13小梁切开180° 360° 类
005552-14非穿透式小梁切除类
005552-15青光眼阀植入类
005552-16睫状体特殊治疗类
005552-白内障相关手术费
005552-虹膜、睫状体、巩膜、前房相关手术费
005552-全麻
005552-特殊感染处置

斜视、整形组
005552-17斜视类
005552-18重睑类
005552-19倒睫类
006736-20眼眶肿物类
005552-眼睑、整形相关手术费
005552-全麻
005552-特殊感染处置

泪道、矫视组
005552-21泪小管吻合类
005552-22泪道成形类
005552-23经腔鼻泪管吻合类
005552-24内窥镜类
005552-25开睑类
005552-全麻
005552-特殊感染处置

图 8-1-10　收费组套

二、医院综合运营管理系统下的耗材管理

医院物资管理系统（s-Inventory），是专为医院物流的科学化管理而设计，通过对医院物流的采购计划管理、订单管理、库存管理、耐用品管理、应付款管理、供应商管理等功能，规范医院物流管理，体现"适时、适量、适价、适质"的先进采购管理理念，并以最经济的资金占用率，保证物料的充分供应，减少库存资金占用，加快库存资金周转速度，降低医院运营成本，提高医院物流管理水平。

（一）常用管理功能分类

1. 采购计划管理　采购计划管理模块，根据当前库存状况、未实现计划、最低库存、各科室材料需求计划制订医院材料采购计划。计划员制订计划，由负责人对采购计划进行审批，审批时要考虑本期每种材料采购的数量、总金额不能超过本期预算消耗定额。产生采购计划清单、计划未到货物清单、采集执行情况。

2. 订单管理　订单是医院与供货单位之间签订的一种采购合同。订单管理主要包括订单的编制、录入、修改、删除、审核、打印、查询与分析，以及向供应商生成发货单，系统提供相应功能实现对订单的集成管理。

3. 库存管理　库存管理通过记录各种出入库单、调拨业务、盘点业务、耐用品管理业务，管理物资流水账、库存台账，核算物资实物的收发存数量，提供实时的物资结存数量。提供监督物资的安全库存、保质期、积压等预警管理，提供物资科室库管理，物资发放与收费挂钩，从而提高物资记录的准确性，控制物资在一个适当的数量上。并在此基础上对物资收发进行统计分析，提供物资收发存入汇总表、出入库汇总表。

4. 耐用品管理　记录耐用品的领用、报废、退库等日常事务，耐用品发放严格按科室耐用品定额管理，超过科室定额的不发放，只能以旧换新，以旧换新的处理是先报废再领用。同时提供耐用品的明细账、全院耐用品分布表，提供丰富的综合查询功能。

5. 应付款管理　本模块完成发票、付款单、退款单的增加、修改、删除等管理功能，发票管理到入库单，付款管理到付款单编辑时，自动与入库单核对，并且提供货到票未到明细表。同时在月底由财务人员根据付款情况生成应付款凭证。向会计核算的往来管理模块传输数据。追踪每一笔业务的赊购和付款情况，逐笔提供凭证。

6. 账务管理　本子模块实现账务管理相关的统计分析和对账功能。

7. 统计分析　实现了按照仓库、物资类别和业务类型对物资明细的收发存汇总表。同时可以支持保质期预警、安全库存预警、超高限预警、短缺货预警、证件效期预警、积压物资分析、库龄分析、成本分析、费用差异分析、全院价量因素分析、物资储备分析等分析方法和分析统计内容。

（二）常用功能操作

1. 物资分类　在物流系统中，确定物资分类，根据物料的用途、性质等分类，也可以根据医院的实际情况进行分类。可以快速定位，填写物资类别的名称进行模糊查询（图8-1-11）。

2. 综合查询　在信息管理平台设定使用数据比如总金额、总量、品种等，也能对医用耗材使用情况进行统计分析，如历史曲线、科室耗材人均用量以及耗占比排名等，制定数据汇总月报，有助于各科室医务人员了解自身耗材使用情况，自我检讨浪费行为，并设定控制标准，若即将超过使用量，管理部门应给予科室警告提示（见图8-1-12）。

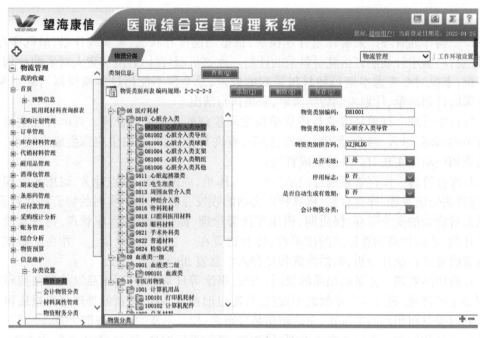

图8-1-11 物资分类

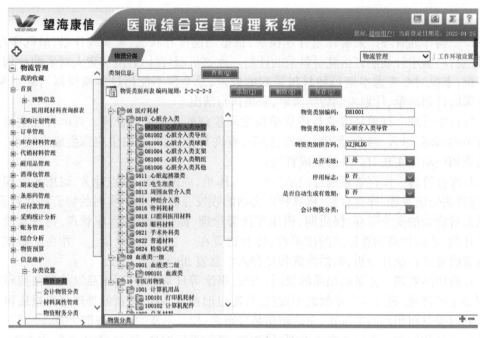

图8-1-12 综合查询

3.库存材料数量维护　建立库房信息化管理记录表,在计算机中完成每件医用耗材使用情况、库存情况,并针对库存少的耗材,设定提醒,以便于及时采购和补足(图8-1-13)。

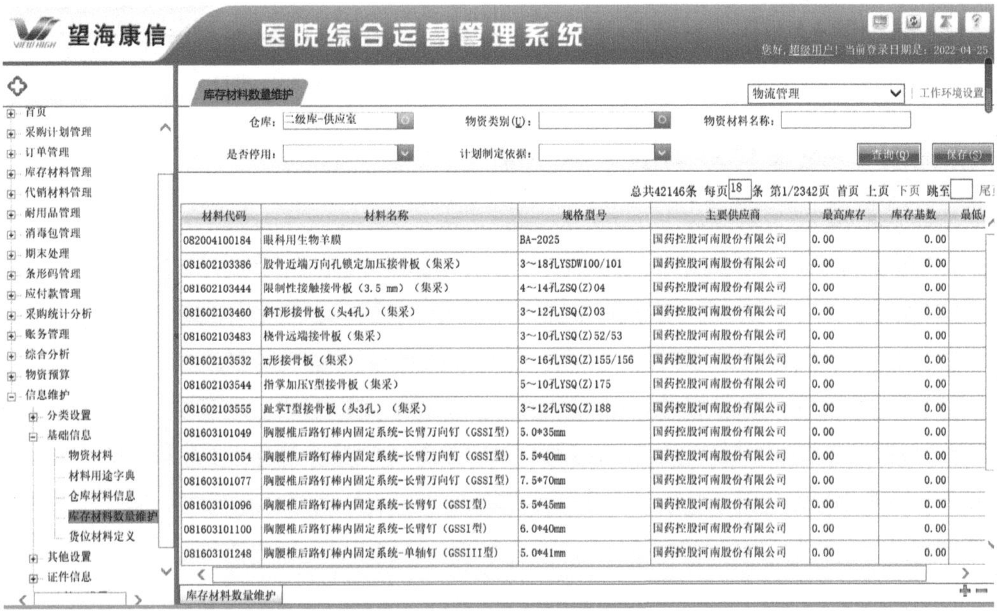

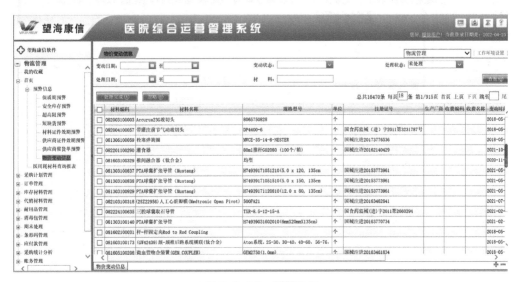

图8-1-13　库存材料数量维护

4.预警信息　当用户登录物流系统后,第一个界面就是预警信息。它可以提示用户保质期、安全库存、超高限库存等预警信息,提示用户处理这些信息。另外,还可以发布一些通知、公告等信息(图8-1-14)。

图8-1-14　预警信息

5. 采购计划管理　科室需求计划:科室人员按照科室对物料的需求编写物料需求计划(图 8-1-15),经过审核后发送给物资采购部门。物资采购部门汇总各个科室需求计划(图 8-1-16)、生产采购计划,供领导审批。

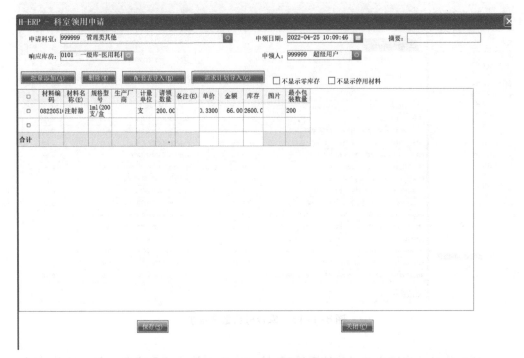

图 8-1-15　编写需求计划

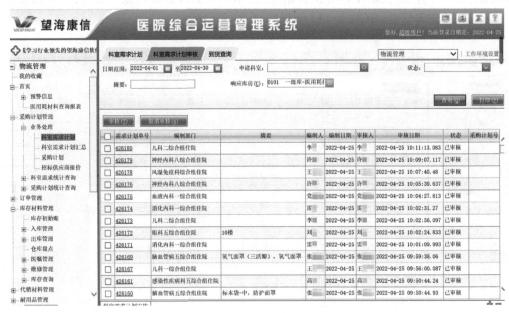

图 8-1-16　汇总需求计划

6. 材料移库 将物资材料从一个库房移到另一个库房中。一般情况下,移库是从一级库房移到科室库房,也可以一级库房之间或者科室库房之间互相转移(图 8-1-17)。

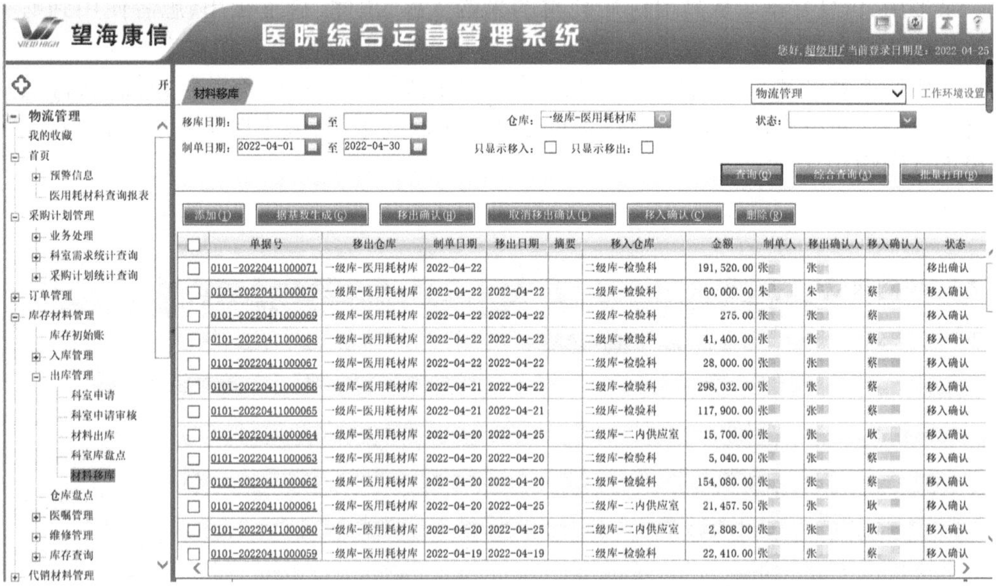

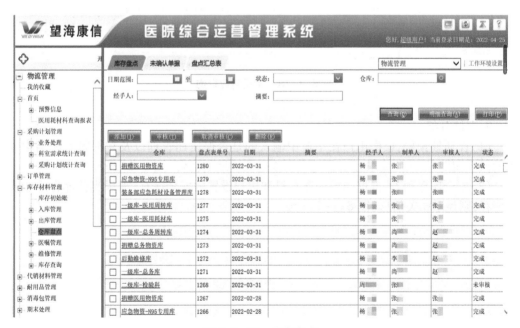

图 8-1-17 材料移库

7. 仓库库存盘点 盘点库房中的物资材料,根据库存的账目数量和实际数量对比,盘盈入库,盘亏出库(图 8-1-18)。

图 8-1-18 库存盘点

8.条形码对应查询　显示以带有条形码信息的数据,提供库房材料信息的查询(图8-1-19)。运用条形码技术,确保一个产品对应唯一一个条形码,通过扫码录入数据,实现一录多用,信息共享。从高值医用耗材的采购入库、出库、科室领用、患者使用到财务部核算都实现有据可查,信息统一,节省了核对审查时间,提高了工作效率。同时建立不良事件快速追溯机制,一旦患者使用的产品出现问题,便可通过条形码扫描,获得供货商、使用科室、使用流程等全部信息,即可迅速查出问题根源,减少医患纠纷,避免对医院造成不良影响。

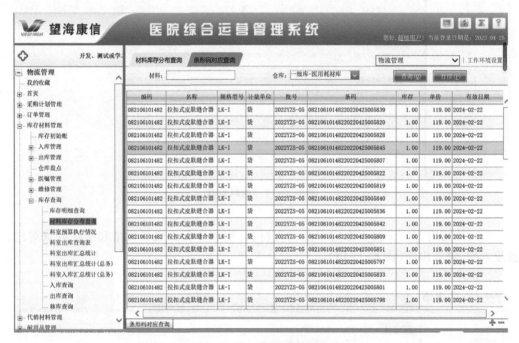

图 8-1-19　条码对应查询

9.存储分析

(1)保质期预警:根据用户在字典中输入的是否保质期管理以及在材料入库当中输入的保质期期限,按照要求显示超过或者临近保质期的物资(图8-1-20)。

(2)安全库存预警:根据当前的库存量和用户设置的安全库存,如果当前库存小于安全库存,则显示相关信息(图8-1-21)。

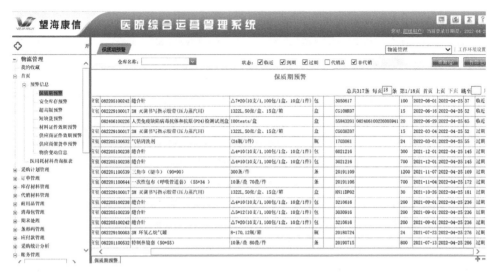

图 8-1-20　保持期预警

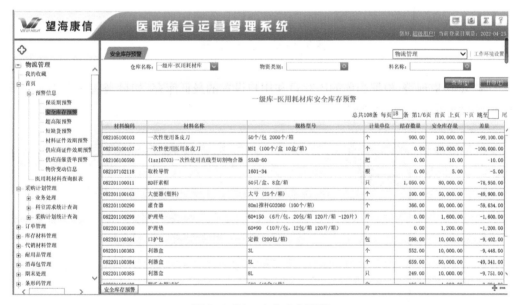

图 8-1-21　安全库存预警

（3）超高限预警：根据当前的库存量和用户设置的最高库存，如果当前库存大于最高库存，则显示相关信息（图 8-1-22）。

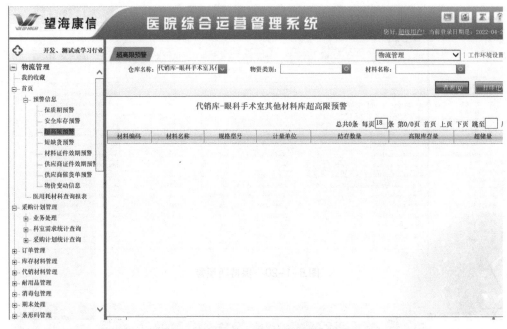

图 8-1-22　超高限预警

(4)短缺货预警:根据当前的库存量和用户设置的最低库存,如果当前库存小于最低库存,则显示相关信息(图8-1-23)。

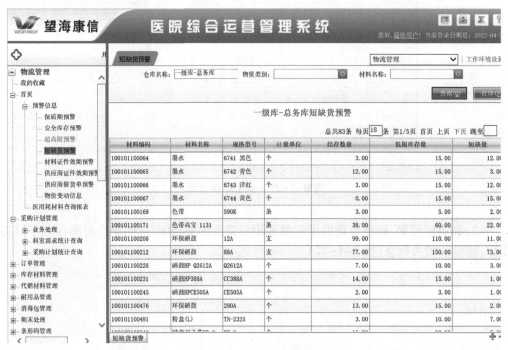

图 8-1-23　短缺货预警

河南省立眼科医院眼科手术部(室)耗材管理与医院经营管理全过程紧密相连,为了实现耗材精细化管理,依法、优质、高效、低耗的管理目标,医院运行了此综合运营管理系统,与财务系统、核算系统和 HIS 系统之间建立无缝连接,可以高效、统一管理医院各科室的医疗器械和耗材,以便于管理人员可以针对性、合理、统一采购与分配,这样才能避免医疗器械和耗材的浪费,尽量缩减医疗器材的成本支出。

医用耗材,是指经药品监督管理部门批准的、使用次数有限的消耗性医疗器械,包括一次性及可重复使用医用耗材,主要包含常见的低值易耗品,如一次性输液器、医用棉签、缝合线、一次性注射器、一次性留置针等;还有管理更严格、使用风险较高的植入类耗材,如义眼台、人工晶体、眼眶植入材料等;以及手术器械,如止血钳、手术镊、手术刀、手术剪等,这些都是医院运营成本的主要组成部分。

根据使用特性不同,医用高值耗材大致可分为以下 3 类。

(1)手术室医用耗材,此类耗材入库后存放在耗材科二级库房。

(2)手术跟台耗材,此类耗材由供应商自主备货,总务库验收后入科室虚拟库房。

(3)科室备货耗材,此类耗材是科室专用耗材,装备部耗材科验收后入库科室二级库,具体流程见图 8-1-24。

高值医用耗材管理专业性强,采购金额大,随着医疗技术的提高,高值医用耗材使用数量迅速增加,品种越来越多样,更新换代速度越来越快,故要求高值医用耗材管理人员要与时俱进,专业水平要紧跟高值医用耗材发展的速度,定期进行培训,对新增高值医用耗材的性能、规格、标准等进行识别、学习,提高自身专业化水平,保证验收环节的专业化,保证产品质量。

医院医用耗材的精细化管理不仅能够使医用耗材的管理更加合理、规范和科学,还能使医用耗材的质量、安全更有保障,且成本投入更低,有助于医院经济效益的提高。优化管理机制体系,实现网络化管理,实现成本支出的缩减,避免医用耗材浪费情况,并合理分配各科室医疗器械,及时跟踪和解决管理问题,从而实现管理质量控制,以提升医院经营效益与医疗水平。

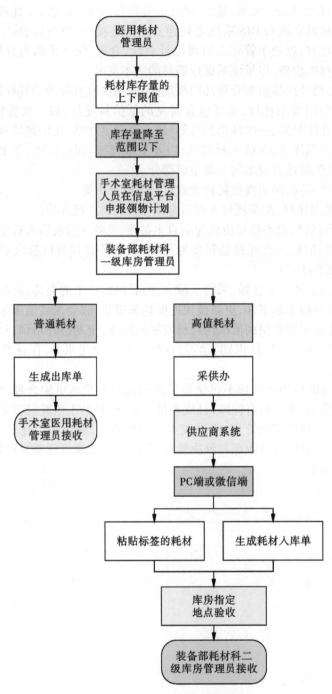

图 8-1-24　耗材申领流程

第二节 手术视频采集、存储

根据医疗法律法规的相关规定以及教学医院的要求,建议医护人员对手术过程进行录像,高质量的视频对我们教学有重要意义,而眼科手术由于专业性强、手术视野小,大多数需在显微镜下操作,而手术只有主刀医生和助手能通过显微镜目镜观察到显微手术视野,参观者不能很好地学习手术过程。手术视频系统可以使助手、器械护士、巡回护士以及其他类型的人员都能看到手术画面,了解手术进程和状况,利于沟通交流和手术配合。

配置高清手术视频系统后医生可以通过屏幕图像实时观察手术过程,学习手术方法技巧,还可以通过历史录像视频反复研究手术的方法。配置高清手术视频系统还有利于科研、学习交流和积累资料。河南省立眼科医院共 12 个手术间,每个房间均配置高清摄录像系统(图8-2-1),摄像机装有 3 片 12 inch(1 inch≈2.54 cm)成像器,每一个都具有 1920(水平)×100(垂直)有效像素,可凭借 100 模式提供优异的全高清分辨率的画面质量(图8-2-2)。这种成像器拥有先进的成像技术,使摄录一体机能够提供优异的灵敏度、信噪比,以及 1000 电视线的超高水平分辨率。摄像头和摄像机控制单元之间,可使用一根摄像机电缆进行连接,两者之间的距离最长可达 20 m,摄像机的用途因此得到了很大的提升。摄像机具有许多强大的拍摄功能,比如方便显微外科使用的图像反转模式,与视网膜照相机的闪光灯同步的静止功能,用于裂隙灯自动曝光的焦点曝光模式。此外,摄像性能能够让操作者方便地对定制的图像色调设置进行调整,以适应特定的拍摄条件,无须每次拍摄时都对摄像机进行调整,大大提高了工作效率。存储器中最多可储存 6 种不同的色调设定,如快门、增益、细节、拐点等参数。每台手术均可以在医生要求下进行手术过程的间断或者不间断采集,由于视频存储较多,总服务器有限,分配给每组医生一定的存储空间,并规定每季度月初督促手术医师将视频拷贝并删除。

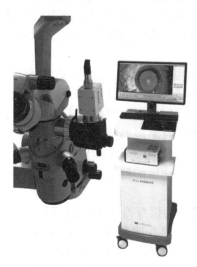

图8-2-1 高清摄录像系统

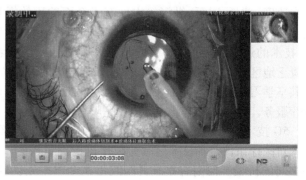

图8-2-2 高清分辨率画面

摄像机控制单元(图8-2-3)中有两个存储卡插槽,可对全高清质量的影像进行记录,还可拍摄静止画面。使用2个32GB的存储卡,摄像机可记录最长280 min的高质量视频。存储卡具有许多显著的优点,例如即时地读取记录文件、方便地编辑、快速将拍摄的影像复制到电脑中。这些操作可大大改进工作流程。

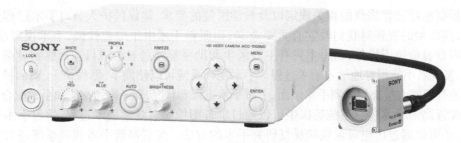

图8-2-3 高清摄录像系统

第三节 5G网络下手术直播、示教

手术室是医院的核心区域,医生在手术时,非手术人员不能随意进出,但是由于医疗资源分布不均匀,基层医生业务水平参差不齐,各基层医院为了培养优秀医生,从以往的摄像头录制视频,发展到现在的5G网络下"手术室示教"直播教学系统,使手术室的主刀医生可以清晰地与示教室的观摩医生进行交流,改变传统手术因无法示教造成教学效率低的问题。

手术示教系统借助局域网或外网传输,通过局域网可实现当下医院内的转播、直播功能,通过外网直播到其他学术研讨会实现远程示教的目的,极大地解决了教学资源的稀缺。在早些时候,医院为培养人才,让学员进入手术现场学习,但学员有时无法完整观看到手术视野,还增加了患者感染的风险,采用手术示教系统直播、转播则可以大大降低这一类型事件的发生率,还能满足教学的需求。

5G技术是在4G通信技术的基础上对移动通信提出更高速度与质量的要求,5G技术在速度、功耗、时延、纵深等方面有了全面的质的提升,5G网络不仅要解决速度问题,还要给用户提供更高的速率,而且对降低功耗、减少时延等问题提出更高要求,利用基于5G技术的远程医疗技术,可以使医疗机构、医疗工作者打破距离的限制,可以与医疗资源匮乏地区的医疗机构共享患者的病历、先进的医疗资源,从而完成医疗资源、人力资源的共享学习,方便病患和医疗工作者,使医疗资源水平贫乏地区的群众享受先进、优质的医疗服务,节约病患的就医时间及负担。

5G技术对于远程医疗具有重要意义。拥有丰富经验的医疗专家可通过互联网5G技术对医疗条件差和技术落后的医疗机构提供医疗支持,使互联网成为连接医院与医院之间的桥梁。河南省立眼科医院已在全国率先实现5G信号全覆盖,5G技术支撑的智慧眼科诊疗模式在数字经济峰会亮相,由联通公司与河南省立眼科医院共同打造的"5G+未来医院"展区内,河南省立眼科医院眼底病专家利用5G技术远程指导眼科手术（图8-3-1），来自手术显微镜和手术室内的高清画面通过5G传输技术实时展现在大屏中。与此同时，基层进修医生们同样通过5G技术远程观看手术，5G的大带宽、低延时、大连接功能实现了多路视频实时上传，实现了展示区、两个手术室、培训室四方的实时互动，拉近了空间距离，三地仿佛融为一体。

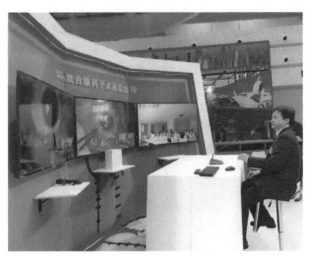

图8-3-1　专家远程指导手术

如图8-3-1所示，展台的一侧，超声专家正在会场使用通过5G技术远程操作在超声诊断室里的机械臂，对一名患者进行远程超声诊断（图8-3-2）。他推动诊断台上的手柄，远方的机械臂执行通过5G技术传来的医生指令，在患者身体上准确挪动，并将检测信息通过5G技术实时回传至医生面前的显示屏，整个过程视频清晰，操作毫无卡顿。

通过5G信号传输的除了手术直播画面和超声操控信号，还有眼科诊疗的常规项目——裂隙灯检查的实时影像（图8-3-3）。专家坐在诊室，就能实时观看到放置在会展中心的数码裂隙灯中的影像，为患者进行问诊咨询，而在之前只能通过医生与患者面对面操作才能完成。

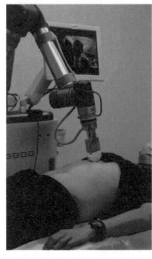

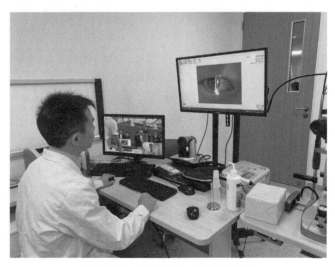

图8-3-2　远程超声诊断　　　　　**图8-3-3　裂隙灯检查的实时影像**

　　手术视频示教传输系统,顾名思义,是将手术室内医生的手术过程,以及手术室内的各种医疗设备的视频资料,都能真实呈现给实习医生或观摩人员,以达到教学或学术交流的目的。通过视频传输示教系统,可以在手术室外通过大屏幕观摩手术过程,进行实时教学,既减少了手术室内交叉感染的发生率,又保障了手术室的无菌要求,同时扩大了示教的范围,进而改变了传统示教模式在时间、空间和人数上的限制。

　　这些前沿远程诊疗技术的展现,得益于河南省立眼科医院5G信号全覆盖。河南省立眼科医院与联通达成战略合作,携手打造5G智慧医院,河南省立眼科医院作为河南省人民医院精心打造的专科院中院,成为首批试点建设单位。经过紧锣密鼓的施工建设,在全国率先实现了诊疗区域5G传输信号全覆盖,并在设备物联、远程诊疗、语音识别、人工智能等领域进行探索,充分利用5G网络、大数据、人工智能、云计算等现代化信息技术手段,打造全方位的智慧眼科医院,更好地服务人民,保障人民健康。

第九章
眼科门诊手术室与治疗室

不同规模的门诊手术室所完成的手术大小、数量不同,大型的眼科医院甚至连玻璃体切除、白内障手术都可以在门诊手术室进行,国外的眼科手术基本上都在门诊手术室进行;门诊治疗室是医院对患者进行及时治疗的第一线,也是医护人员践行全心全意为患者服务,体现良好医德医风的窗口。因此门诊手术室和治疗室的设施、设备、管理及要求是保障患者安全的关键。

第一节　眼科门诊手术室

眼科门诊手术室建设布局、无菌要求与普通手术室大致相同,承接眼科所有非住院中小型手术。配有经验丰富的手术医师、麻醉医师和高素质的护理队伍。各专业组知名专家、主任轮流值诊手术。业务涉及角膜及眼表疾病、干眼、白内障、眼整形、眼底内疾病等诸多专科。此处以三级甲等教学医院门诊手术室为例进行阐述(图9-1-1)。

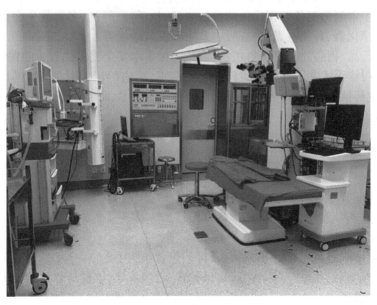

图9-1-1　眼科门诊手术室

一、门诊手术室配置及要求

1. 门诊手术室的建筑布局应严格遵循卫生主管部门的要求和医院感染预防与控制的原则,并执行《医院洁净手术部建筑技术规范》的标准。

2. 门诊手术室应设在安静、清洁、便于和相关科室联络的位置,以低平建筑为主的医院应选择在侧翼,以高层建筑为主的医院应选择在主楼中间。

3. 门诊手术室必须分为洁净区与非洁净区,不同洁净区之间必须设置缓冲室或传递窗,以控制各不同空气洁净度要求的区域间气流交叉污染,有效防止污染气流侵入洁净区。

4. 门诊手术室空气净化要求参照"第一章 手术部(室)的建设与设计"中的"第二节 洁净手术部(室)空气净化"。

5. 门诊手术室建筑规模应根据医院类型、床位数、年手术例数核定,每间手术室必须独立,各室之间设置符合卫生学布局及流程,根据设置手术间数及区域面积依级递增。

6. 内部布局合理,符合功能流程;洁污分开,区域间标志明确(分限制区、半限制区、非限制区)。刷手间和医护更衣室要独立,手术室入口处设缓冲间。

7. 天花板、墙壁、地面无裂隙,表面光滑,有良好的排水系统,便于清洗和消毒。

8. 护理人员应按照《专科护理领域护士培训大纲》等要求进行培训,门诊手术室护士应具有专科护士培训证书,持证上岗,根据手术量及工作需要配备护理人员、辅助工作人员、设备技术人员等。

9. 按照《三级综合医院评审标准实施细则》,门诊手术室护理人员与手术间比例不低于3:1,工作经验2年以内的护理人员占总数≤10%,护士长具备中级及以上专业技术职务任职资格和5年及以上手术部(室)工作经验。

10. 每个手术间都配备有现代化的设备仪器,包括:麻醉机、多参数生命监护仪、多孔无影灯、空气净化器、高频电刀、中心吸引及中心供氧系统等。

11. 急救药品、物品处于应急备用状态,为确保手术安全提供强有力的保障。

12. 眼科门诊手术室主要开展眼睑肿物切除术、睑内(外)翻矫正术、翼状胬肉切除+角膜缘干细胞移植术、泪囊鼻腔吻合术、结膜肿物切除术、眼睑结膜裂伤缝合术、玻璃体腔注药术等。

二、门诊手术室工作流程

1. 手术前环节

(1)医生进行病种筛选,开具相应检查项目。

(2)患者完成相关检查。

(3)完成手术、麻醉术前评估,符合条件的患者预约手术。

(4)手术前宣教:疾病/手术教育、健康教育、心理疏导、饮食指导、用药指导及手术注意事项的强化教育。

(5)确认手术日期并通知患者来院。

2. 手术当日环节

（1）常规诊疗护理。

（2）手术前签署手术、麻醉等知情同意书。

（3）实施手术，术中监护。

（4）离院评估：患者生命体征平稳即可离院。

3. 手术后环节　门诊随诊，患者根据医嘱到门诊复查。

三、门诊手术室感染管理要求

1. 进入手术室时必须按要求穿戴手术室拖鞋、工作服、一次性口罩、帽子，戴帽子必须遮住头发，戴口罩口鼻不得外露，手术室工作服不得在手术室以外区域穿着。

2. 患呼吸道感染及面部、颈部、手部皮肤感染者原则上不可进入手术室。

3. 无菌手术和感染手术应分室进行；如无条件时，先做无菌手术，后做感染手术。

4. 手术室工作人员必须严格遵守无菌操作标准，保持室内清洁、安静。

5. 严格控制进入手术室人员，认真落实参观要求，感染手术拒绝参观。

6. 无菌物品应放在无菌室内，分类定位放置，标签清楚，定时消毒，无过期现象。

7. 手术医师和器械护士在手术中应严格按照《无菌技术操作规范》要求及时进行各项诊疗、手术配合、拿放无菌物品等。

8. 巡回护士应做好充足准备，尽可能减少外出和走动，手术室门不要随意打开。

9. 实施特殊感染手术时，严格按特殊感染手术处理要求进行终末处理。所用器械、敷料等用物不得和其他敷料混放，应单独放置并有标识。

10. 坚持手术室清洁消毒制度，每日、每台手术后清洁消毒，每周彻底清洁消毒 1 次。做好对环境、物品的微生物监测，包含物表、工作人员手和无菌物品等，每季度 1 次。特殊情况下，可随时采样。

四、门诊手术室护士职责

1. 在护士长领导下进行工作，完成门诊手术患者术前准备、术中配合和术后整理工作。

2. 严格实施各项规章制度和护理操作规程，落实患者安全目标，确保各项护理质量达标。

3. 负责手术室内手术前、后物品的准备和整理。

4. 监督手术人员无菌技术操作。

5. 负责手术中器械传递及物品清点工作。

6. 做好手术仪器设备使用、管理和保养工作。

7. 根据医院感染管理要求落实医院感染预防和控制工作。

8. 做好手术标本留取、保管和送检。

9. 做好手术室环境管理，帮助护士长做好手术室管理。

10. 督促、指导保洁人员及运输人员工作。

11. 主动参与护理科研、新技术、新业务，撰写护理论文。

12. 根据要求完成岗位培训和考评。

13. 负责进修护士、实习护生临床带教工作。

第二节　眼科门诊治疗室

眼科门诊治疗室是为患者提供门诊治疗的区域,主要为患者实施治疗操作,存放无菌物品、清洁物品等,不开展技术复杂、难度较大、风险较高的医疗服务,同时也不开展全麻手术。此处以三级甲等教学医院门诊治疗室为例进行阐述(图9-2-1)。

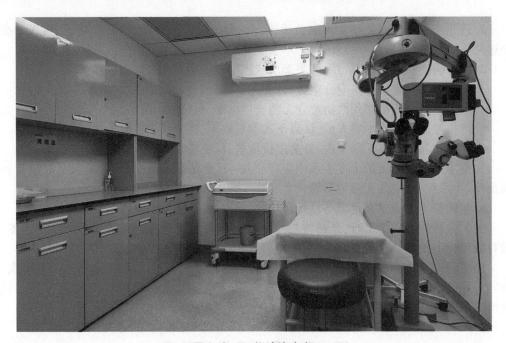

图9-2-1　门诊治疗室

一、门诊治疗室配置及要求

1. 内部布局合理,符合功能流程;洁污分开,区域间标志明确,分为清洁区、半污染区和污染区。

2. 治疗室内需设洗手池,且安装感应水龙头,同时配备紫外线消毒系统,紫外线灯可统一控制;空气和物体表面消毒应符合《医院消毒卫生标准》(GB 15982—2012)的规定。

3. 治疗室内应设计自然通风及采光,同时设计有排气扇且排气口设在天花板上高度。

4. 治疗室内应配备有操作台、治疗床、治疗椅、显微镜、裂隙灯、治疗车、无菌物品存放柜、消毒应急设施等。

5. 门诊清洁性治疗和污染性治疗应分室进行,分别设一类(清洁性)治疗室和二类(污染性)治疗室。

6. 眼科门诊治疗包括：角膜异物取出、泪道冲洗、泪道探通、结膜囊冲洗、球结膜下注射、球旁注射、睑板腺按摩、角膜拆线、睑板腺囊肿、睑腺炎、颞浅动脉旁注射等。

二、门诊治疗室感染管理要求

1. 医护人员必须衣帽整洁，严格遵守消毒隔离制度和无菌技术操作规程，做好标准预防工作。

2. 根据《消毒管理办法要求》，治疗室应定期全面消毒处理，对进入人体组织、器官的医疗器械必须达到灭菌标准；对接触皮肤、黏膜的医疗器具应达到消毒要求，并应定期进行消毒、灭菌质量监测。

3. 无菌物品必须一人一用一灭菌，无菌物品与非无菌物品分开放置，标识清晰，严防混淆。

4. 按照国家卫生部及医院感染管理科的有关文件要求，治疗室内应通风换气，定时进行空气消毒，地面应湿式清扫，遇污染时即刻消毒；定期做空气培养和物表监测。

5. 患者的处置原则为：感染患者与非感染患者分开；同类感染患者相对集中；特殊感染患者单独安置。

6. 医疗垃圾与生活垃圾应分开装运，医疗垃圾置于黄色的专用垃圾袋内，必须密闭运送到专门指定地点进行无害化处理。

7. 加强对一次性使用无菌医疗用品的管理，做到"五严"：严格采购、严格验收、严格储存、严格使用管理、严格回收处理。

三、门诊治疗室护士职责

1. 负责当日患者的治疗工作，严格执行查对制度，防止差错事件的发生。

2. 保持治疗室的环境整洁及治疗车等仪器设备的清洁，保持治疗室床单位的整洁、舒适，及时处理一次性治疗单。

3. 做好仪器设备的维护和保养，确保其处于功能位置，每个治疗项目应按照操作规程进行。

4. 做好各种登记工作，当日各种药品及耗材的统计并及时领回补充。

5. 每日紫外线空气消毒，负责每月治疗室的空气培养工作，并做好登记。

6. 正确掌握各项治疗操作方法及注意事项，遵守操作规程，按医嘱执行各项治疗工作，及时更换消毒物品。

7. 备齐各种治疗药品、用品并标识清晰，保证分类存放无过期现象，每日清点，做好交接班。

8. 严格核对治疗项目、治疗时间、部位或眼别，对于使用仪器治疗的应严格把关。

第十章
三级综合医院评审经验总结

根据三级综合医院评审的准备、专家指导、实地评审及反馈改进,通过对全体护理人员应知晓的内容、手术部(室)相关三甲评审条款及细则、手术部三甲评审需关注的重点项目及内容等方面的梳理,总结专家现场查看、资料查阅、调查访谈的重点,为大家提供参考。

第一节　要求全体护理人员应知晓的内容汇总

1.患者跌倒、坠床等意外事件报告、处置流程。

2.护士本专业的专科护理常规。

3.本部门、本岗位相关的规章制度、工作流程、岗位职责和履职要求、岗位资质、资质审核规定。

4.诊疗规范、技术操作常规。

5.绩效考核方案。

6.《河南省医疗机构表格式护理文书书写规范(试行)》。

7.优质护理服务的目标和内涵。

8.危重患者护理常规及技术规范、工作流程及应急预案。

9.医嘱核对与处理流程。

10.患者用药与治疗反应的制度与流程。

11.保障常用仪器、设备和抢救物品使用的制度与流程。

12.符合各专业特点的心理与健康指导、出院指导、健康促进等内容。

13.护理安全(不良)事件报告制度。

14.各种应急预案。

15.预防压疮的护理规范及措施。

16.护理常规和操作规范。

17.护理核心制度和岗位职责。

18.护理管理制度。

19.分级护理的内容。

20.患者的个性化护理计划。

21.危重患者护理常规及抢救技能、生命支持设备操作、患者病情评估与处理、紧急处置能力。

22. 技术操作及常见并发症预防措施及处理流程。

23. 临床危急值报告制度及流程。

24. 特殊药品的使用管理制度。

25. 发生坠床或跌倒的处置及报告程序。

26. 患者安全目标。

27. 岗位相关临床路径工作流程。

28. 职业防护和职业暴露处置。

29. 输血相关制度。

30. 医院感染暴发报告流程和处置预案。

31. 手卫生知识。

32. 护理工作中长期规划、年度计划主要内容。

33. 各个科室计划的主要目标。

34. 岗位相关的常用法律法规。

35. 医院的宗旨、愿景与目标及功能与任务。

36. 医疗装备应急管理与替代程序。

37. 消防安全常识,基本消防安全技能,知晓报警、初期火灾的扑救方法。有关法律法规和部门规章。

除以上内容外,护理管理人员还应掌握以下内容。

1. 制度的修订规定与程序。

2. 紧急护理人力资源调配规定的主要内容与流程。

3. 医院的规划目标以及本部门、本科室的计划任务。

第二节　手术部(室)相关三甲评审条款及细则

一、相关条款

1. 第三章相关内容

3.1.3.1　关键流程的身份识别与交接。

3.3.1.1　术前准备。

3.3.2.1　手术部位识别。

3.3.3.1　手术安全核查与风险评估★。

3.4.2.1　手卫生。

3.10.1.1、3.10.2.1　患者参与医疗安全。

2. 第四章第6、7条款(手术、麻醉管理与持续改进)。

3. 第五章第4、5条款(护理安全管理、特殊护理单元)。

二、相关评审细则

三级综合医院相关评审细则见表 10-2-1(部分)。

表 10-2-1　相关评审细则

评审标准	评审要点
5.5.1 按照《医院手术部(室)管理规范》有手术部(室)护理质量管理与监测的有关规定及措施,护理部有监测改进效果的记录。	
5.5.1.1 手术室建筑布局合理,工作流程符合要求。	
5.5.1.1.1　手术室建筑布局合理,分区明确,标识清楚,符合功能流程合理和洁污区域分开的基本原则。	【C】 1.手术室布局合理,分区明确,标识清楚,洁污区域分开。 2.各工作区域功能与实际工作内容保持一致。 3.护理人员知晓各工作区域功能及要求并有效执行。 【B】符合"C",并 主管部门定期进行检查,对存在的问题,及时反馈,并提整改意见。 【A】符合"B",并 持续改进有效。
5.5.1.2 手术室有工作制度、岗位职责及操作常规,有培训。工作人员配备合理。	
5.5.1.2.1　建立手术室各项规章制度、岗位职责及操作常规,有考核及记录。工作人员配备合理。	【C】 1.有手术室管理制度、工作制度、岗位职责和操作常规。 2.有手术室各级各类人员的相关培训。 3.根据手术量及工作需要,配备护理人员、辅助工作人员和设备技术人员。手术室护理人员与手术间之比不低于 3∶1。 4.明确各级人员的资质及岗位技术能力要求。 5.手术室工作经历 2 年以内护理人员数占总数≤20%。手术室护士长具备主管护师及以上专业技术职务任职资格和 5 年及以上手术室工作经验。 6.相关护理人员知晓手术室工作制度和岗位职责。 7.按照《专科护理领域护士培训大纲》等要求,有手术室护理人员培训方案和培养计划。 【B】符合"C",并 1.保证手术室护理队伍的稳定性,手术室工作经历 2 年以内护士数占总数≤10%。 2.对新入职手术室护士有考核;手术室护士培训能体现内容与资质要求相符合。 3.有培训效果的追踪和评价机制。 【A】符合"B",并 1.手术室护士长具备副主任护师及以上专业技术职务任职资格。 2.有省级以上卫生行政部门批准的手术室护理人员培训基地。 3.根据评价结果,持续改进培训工作,效果良好。
5.5.1.3 手术室执行《手术安全核查》制度,有患者交接核查、安全用药、手术物品清点、标本管理等安全制度,遵医嘱正确用药,有突发事件的应急预案。	

续表 10-2-1

评审标准	评审要点
5.5.1.3.1 　　手术室执行《手术安全核查》制度,有患者交接、安全核查、安全用药、手术物品清点、标本管理等安全制度,遵医嘱正确用药,有突发事件的应急预案。	【C】 1. 有手术患者交接制度并执行。 2. 执行《手术安全核查》制度,有医生、麻醉医师、护理人员对手术患者、部位、术式和用物等相关信息核查制度及相关落实情况记录。 3. 有手术中安全用药制度和麻醉及精神药品、高危药品等特殊药品管理制度,有实施记录。 4. 有手术患者标本管理制度,规范标本的保存、登记、送检等流程,有实施记录。 5. 遵医嘱正确为手术患者实施术前与术中用药(包含使用预防性抗菌药)和治疗服务。 6. 有手术物品清点制度,有实施记录。 7. 有突发事件的应急预案、有演练记录。 8. 护理人员知晓手术室安全管理方面的主要内容与履职要求。
	【B】符合"C",并 1. 有手术室突发事件应急预案的培训和演练。 2. 有保证医护相互监督的相关制度落实的措施。 3. 主管部门对手术安全核查执行情况有督导检查,有分析,有反馈,有整改意见。
	【A】符合"B",并 1. 对科室落实"手术患者交接、手术安全核查制度"的成效有评价与持续改进的具体措施。 2. 择期手术《手术安全核查》实际执行率100%。
5.5.1.4 有消毒隔离制度,各项措施落实到位。	
5.5.1.4.1 　　根据《医院感染管理办法》《医院手术部(室)管理规范(试行)》《医务人员手卫生规范》《医疗废物管理条例》等要求,建立手术室感染预防与控制管理制度及质量控制标准,并有培训、考核及监督。	【C】 1. 有手术室感染预防与控制管理制度及质量控制标准,并对工作人员进行培训、考核及监督,有记录。 2. 定期对感染、空气质量、环境等进行监测,有记录。 3. 有医疗设备、手术器械及物品的清洁、消毒、灭菌及存放规定。 4. 手术室自行灭菌(消毒)的手术器械及物品应有标识及有效日期,使用者知其含义。 5. 手术室工作区域,每24小时清洁消毒1次。连台手术之间、当天手术全部完毕后,对手术间及时进行清洁、消毒处理。 6. 有医务人员手卫生规范和医疗废物管理制度。 7. 有医务人员职业卫生安全防护制度及必要防护用品。 8. 护理人员知晓手术室感染预防管理方面的主要内容与履职要求。 9. 医务人员手卫生执行率达100%。对感染控制制度的执行有监管,记录存在问题与缺陷。
	【B】符合"C",并 1. 医疗废物处理符合规范,有交接记录。 2. 认真执行职业防护制度,处理相关物品及器械时,应穿戴适宜的防护用具,防护措施落实到位。 3. 定期对消毒及感控工作开展监测评价。
	【A】符合"B",并 利用评价结果持续改进消毒及感控工作,效果良好。

第三节　手术部三甲评审需关注的重点项目和内容

一、现场查看内容

1. 基础建设及配置的必备设备设施。
2. 洁净手术部空气过滤装置的清洁、消毒与更换规范。
3. 感染患者与非感染患者安置。
4. 医务人员规范着装。
5. 外科刷手设施配置符合要求;医务人员外科刷手及外科手消毒规范。
6. 连台手术空气、物体表面、地面清洁、消毒处理流程。
7. 外来医疗器械(含植入物器械)登记,清洗消毒及灭菌、使用、监测规范。
8. 落实外科手术部位感染预防与控制措施。
9. 应急手术器械处理符合要求。
10. 使用后仪器清洁、消毒与存放。
11. 无菌物品(一次性及可重复使用),消毒物品(喉镜)使用及管理。
12. 铅衣的清洁、消毒与存放。
13. 医务人员职业安全防护用品配置符合要求。
14. 消毒灭菌效果及必要的环境卫生学监测。
15. 医疗废物(包括废弃的一次性介入诊疗器械)登记、分类、暂存及交接管理规范。

二、资料查阅内容

1. 手术部护理工作制度(安全核查)。
2. 护理人员岗位职责,各层级护士配置标准。
3. 手术量统计报表。
4. 当日手术台次,当日护士数及资质。
5. 手术部护理人员应急调配及原始记录。
6. 手术患者交接内容及记录。
7. 培训计划、方案,签到册,考核记录,追踪评价。
8. 突发事件应急预案,培训、演练记录及评价。

三、调查访谈内容

1. 手术部突发事件应急预案及处理。
2. 手术部工作制度和岗位职责。
3. 手术安全核查制度落实。
4. 患者访视(术前,术后)。
5. 患者交接程序(ICU,急诊,病房等)。

第四节　医院现场评审手术部追踪检查

详见图10-4-1。

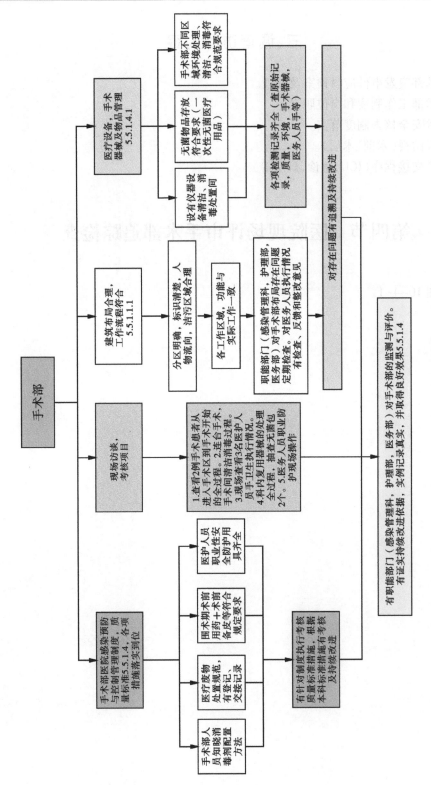

图10-4-1 手术部(室)三甲评审细则

第十一章
眼科麻醉

眼科手术麻醉方式分为全身麻醉和局部麻醉,针对不同手术选择合适的麻醉方式对手术的顺利开展和围手术期患者满意度的提高至关重要。

在眼科手术中,除了和其他外科手术类似的镇痛要求外,部分手术还要求保持良好的眼球稳定性(不可随意转动,且眼睑张力不可过大),减少眼肌牵拉出现严重的眼心反射等。由于操作部位与口鼻位置较近,使用面罩可能影响术者操作,同时,术中铺巾遮盖面部影响麻醉医师观察调整,因此,面罩吸入麻醉应用较少。本章节就眼科常见麻醉方式进行简要介绍。

第一节　眼科手术的特点与麻醉

眼科手术作为临床常见的手术种类之一,操作精细,绝大多数操作需要在显微镜下进行,加之眼眶区血管神经分布丰富,这一特性对眼科手术医师和麻醉医师都提出了更高要求。眼科手术的麻醉不仅要求患者充分安静合作,镇痛完全,眼轮匝肌和眼外肌充分松弛,眼球固定在正中位不动,以利于手术操作和术后快速康复,还要重视维护眼内压的稳定,预防和及时处理眼球手术操作时引起的眼心反射。麻醉管理因其特殊之处,需要麻醉医师不断学习和追踪学科前沿来提升麻醉能力。

对于择期眼科手术而言,患者多以老年人和小儿居多。老年眼科手术患者往往合并高血压、冠心病、慢性支气管炎、糖尿病、动脉硬化等合并症,或是全身性疾病如重症肌无力、甲状腺功能亢进、糖尿病、高血压等的眼科表现;小儿眼科患者往往合并先天畸形如高胱氨酸尿症、马方(Marfan)综合征等。眼科手术中还有部分手术是急诊手术而非择期手术,这些往往是外伤或是爆破伤,伤情复杂而紧急,常常合并全身多发伤。眼科手术期间,术者一般位于患者的头端进行操作,根据无菌要求,其铺巾的范围覆盖整个头面都,围手术期气道管理相对被动。

围手术期眼科的特有用药也会引起全身反应,如缩瞳药毛果芸香碱可导致心动过缓及分泌物增加;抗胆碱酯酶药物新斯的明,可延长琥珀胆碱的肌肉松弛时间,并可抑制酯类局部麻醉药物的代谢,易发生毒性反应;抑制房水生成的药物乙酰唑胺,易致低血钾和代谢性酸中毒。

上述因素都使得眼科手术的麻醉管理需要极为谨慎。

第二节　围手术期麻醉管理流程

术前评估→制定合适的麻醉方案→麻醉前用药→麻醉方案的实施和管理→术后转归及管理(PACU/AICU/病房)(图 11-2-1)。

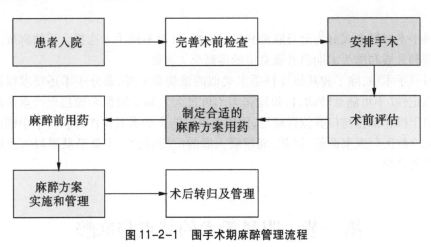

图 11-2-1　围手术期麻醉管理流程

第三节　麻醉前评估和麻醉前用药

一、麻醉前评估(术前访视)

眼科手术患者人群的多样性和复杂性,使得麻醉前评估极为重要。麻醉前评估旨在全面充分评估患者的基础疾病及合并症、改善患者的术前状态、制定合适的麻醉方案、签署麻醉知情同意书并对患者进行适当的心理疏导,缓解患者的紧张情绪,取得患者的信任和合作。

通过麻醉前评估,外科医生和麻醉医师共同关注、积极治疗患者的原发病,如动脉硬化、肾炎、糖尿病、甲状腺功能亢进、重症肌无力、小儿先天性心脏病等,同时积极治疗并存疾病,如哮喘、高血压、心绞痛、心力衰竭、糖尿病等,保证患者内环境及循环稳定,术前调整患者至最佳状态,将围手术期安全隐患降至最低。

气道的评估是最基本也是最重要的评估,医护可以通过张口度、头颈活动度、颏甲距离、Mallampati 分级、是否存在梗阻因素等多个方面全方面评估。患者的心肺功能应重点评估,通过患者的运动量、肺功能检查、屏气试验等简单有效的测评方法,充分而全面地了解患者术前的心肺功能,以制定合理个体化的麻醉方案。

患者在接受全身麻醉或深度镇静时,保护性的呛咳及吞咽反射会减弱或消失。对于择期手术患者,术前恰当的禁食和禁水时间,可以充分保障患者围麻醉期的安全性,但是,不适当的禁食禁水时间,又可能增加患者口渴、饥饿等不适感,甚至是低血糖或脱水。具体的禁饮禁食时间见表11-3-1。

表11-3-1　手术麻醉前建议的禁饮禁食时间

食物种类	最短禁饮禁食时间/h
清饮料	2
母乳	4
婴儿配方奶粉	6
牛奶等液体乳制品	6
淀粉类固体食物	6
油炸、脂肪及肉类食物	可能需更长时间,一般应>8

需要注意的是,上述推荐建议适用于接受择期手术的健康患者(包括婴幼儿、儿童),不适用于孕妇、急诊手术患者。清饮料包括清水、糖水、无渣果汁、碳酸类饮料、清茶及黑咖啡(不加奶),但不包括含酒精类饮品。牛奶等乳制品的胃排空时间与固体食物相当。

二、麻醉前用药目的、种类及选择

麻醉前用药应根据病情和麻醉方法确定用药的种类、剂量、给药途径和时间。术前晚可口服催眠药或安定药,术日麻醉前半小时肌注镇静催眠药或安定药,剧痛患者加用镇痛药,全身麻醉或椎管内麻醉患者加用抗胆碱药。

麻醉前用药目的:①消除患者对手术的恐惧和紧张情绪;②提高痛阈,增强止痛效果;③减少口腔和呼吸道的分泌物,以便于麻醉操作和减少术后肺部并发症;④抑制迷走神经反射,预防手术中发生呕吐、心律失常或心搏骤停的意外。

常用的麻醉前用药有镇静催眠药与安定药、镇痛药、抗胆碱药及一些特殊用药。

1.镇静催眠药与安定药　巴比妥类、苯二氮䓬类及吩噻嗪类药物均有镇静、催眠、抗焦虑及抗惊厥作用,并能预防局部麻醉药物的毒性反应,常用者有苯巴比妥钠、安定、异丙嗪等。

2.镇痛药　阿片类药能解除或减轻疼痛并改变对疼痛的情绪反应。常用哌替啶和吗啡,哌替啶镇痛效能约为吗啡的1/10,抑制呼吸和咳嗽反射较轻,对腺体分泌有弱的抑制作用,对平滑肌的收缩作用也弱,较少发生恶心呕吐。

3.抗胆碱药　常用阿托品或东莨菪碱。能阻断节后胆碱能神经支配的效应器上的胆碱受体,抑制腺体分泌,便于保持呼吸道通畅,松弛胃肠平滑肌,较大剂量时抑制迷走神经反射。此外,阿托品有兴奋中枢作用,东莨菪碱有抑制中枢作用。对眼科患者应注意,肌内注射对眼压无明显影响,但直接滴眼能导致瞳孔散大。

4. 特殊用药 根据不同的病情决定。如有过敏史者给予地塞米松(氟美松)或苯海拉明,有支气管哮喘者给予氨茶碱,有糖尿病者给予胰岛素等。

麻醉前用药选择的注意事项:①一般情况差、年老、体弱、恶病质、休克和甲状腺功能减退者,吗啡类及巴比妥类药剂量应酌减。②呼吸功能不全、颅内压升高或产妇应禁用吗啡等麻醉镇痛药。③体壮、剧痛、甲状腺功能亢进、高热及精神紧张者,镇痛及镇静药均应酌情增加。④甲状腺功能亢进、高热、心动过速者应不用或少用抗胆碱药,必须用者可选用东莨菪碱。⑤儿童、迷走神经紧张型及使用硫喷妥钠、氟烷或椎管内麻醉时,抗胆碱药剂量应增大。

第四节 麻醉方法的选择与管理

一、麻醉方法的选择

(一)麻醉方案的制定原则

麻醉方案的制定应遵循个体化原则,即麻醉医师应根据不同患者的原发疾病、并存疾病、手术特点、现有硬件设备条件及麻醉医师自身麻醉技术的掌握程度,选择最优化的麻醉方案,进而更大程度地保证患者围手术期的安全,提高患者的舒适度,优化患者术后的转归和远期康复。

(二)眼科手术中常用麻醉方法

眼科手术中常用的麻醉方法包括:局部麻醉、全身麻醉以及复合麻醉等。

1. 局部麻醉 适用于成年患者外眼手术和简单的眼内手术如眼睑成形术、晶体摘除、脉络膜角膜移植、周围性虹膜切除等,常用的方法有表面麻醉、结膜下浸润麻醉、上直肌鞘浸润麻醉、球后神经阻滞、球周阻滞、面神经阻滞(Atkinson 法、O'Brien 法、Van Lint 法)等。其具有对眼内压影响小、术后恶心呕吐发生率低、对患者全身干扰小、花费少等优点,但由于患者清醒,难免恐惧、焦虑不安或配合欠佳,球后神经阻滞可能导致球后出血、暂时性黑蒙、心律失常或局部麻醉药物注射到眼内,同时局部麻醉有局部麻醉药物中毒、呼吸抑制的风险。此外,局麻手术的成败与患者的合作程度直接相关,如儿童患者、精神异常患者、重症患者、语言障碍患者,则不宜选用。

2. 全身麻醉以及复合麻醉 眼科显微手术及复杂的眼内手术,如复杂的眼外伤、眼眶手术、角膜移植等,手术难度大、时间长、需在显微镜下操作,且要求患者安静配合,眼球位置固定不动,手术视野平静,往往首选全身麻醉。

全身麻醉包括全凭静脉麻醉、全凭吸入麻醉、静吸复合麻醉及保留自主呼吸的监测下镇静等技术。正常的眼内压为 10 ~ 21 mmHg,保持正常的眼内压可维持适当的眼屈光。围手术期眼内压过高,会减少眼内血供,易致眼内容物脱出导致失明。眼内压过低,则可导致视网膜脱落及玻璃体出血。

全麻药物对眼内压的影响不尽相同。大多数静脉全麻药物包括镇静、镇痛药物,特别是丙泊酚,均可降低眼内压。需要注意的是,有些全麻药物则会升高眼内压。氯胺酮、琥珀胆碱可增加眼外肌张力,使眼压升高,同时还能引起眼球震颤、复视和增加交感神经张力,因此不推荐应用于眼科手术的麻醉。胆碱能受体阻滞药及交感胺类血管活性药也会引起眼内压升高,应用时应谨慎。眼球受压迫(如面罩压迫)、眶内肿瘤或眼外肌收缩、头低位、颅内压升高等,以及术毕苏醒期麻醉过浅所致患者呛咳、躁动、血压升高、呼吸阻力过大、CO_2 升高均可导致眼内压升高。

二、麻醉管理

麻醉管理的要点在于保证患者围手术期的安全,提高患者就医的舒适度。无论局部麻醉还是全身麻醉,患者进入手术室后首先必须建立外周静脉通路,这是保证患者安全的最基本要素之一。同时应该对患者进行全面的监护,包括心电监护,脉搏、氧饱和度监护,呼吸次数和呼末 CO_2 监护,无创、有创血压监护,必要时还需要麻醉药物浓度监护、体温监护、麻醉深度监护、脑氧监护、心排量监护、动脉血气分析等。只有全面必要的监护,才能在第一时间发现并处理围手术期患者出现的各种突发状况。

全身麻醉时,可以根据患者的具体疾病及手术要求选择全凭静脉麻醉、全凭吸入麻醉、静吸复合麻醉及保留自主呼吸的监测下镇静镇痛等技术,尽量选择对患者影响小、不良反应少、对眼内压干扰小、可控性强的麻醉药物。然而,不管选用何种全身麻醉方法,均必须保证患者的气道通畅。气管插管是最可靠的气道管理工具,但插管刺激较强,对合并症较多或合并困难气道的患者而言风险系数较高,喉罩是目前应用于眼科手术常用的气道管理工具,其属于声门上气道管理工具。置入喉罩刺激较小,甚至可以不用肌肉松弛剂,不会对喉头及气道造成损伤,操作简单,因而越来越多地被外科医生和麻醉医师所接受。但不是所有的患者都适用于喉罩,需注意的是:①饱胃或胃内容物残余者禁用;②具有反流风险的患者禁用,例如肥胖、裂孔疝、妊娠和胃内容物反流史的患者;③有潜在气道梗阻者禁用,例如气管受压,气管软化等导致气道梗阻,以及有咽喉部病变的患者;④浅麻醉下置入喉罩易发生喉痉挛、呼吸道分泌物多等情况。

第五节　常见眼科手术麻醉处理

一、常见眼科全身麻醉手术

(一)斜视矫正手术

斜视矫正患者多为儿童,需常规全身麻醉,其可合并其他先天性疾病,牵拉眼肌致眼心反射的发生率高于成人,可术前预防性应用阿托品。需警惕,小儿全麻下斜视矫正术时,恶性高热偶有发生,一旦发生,其风险及死亡率极高,早期诊断至关重要(详见下述"围手术期不良反应——恶性高热"部分)。

(二)角膜及白内障手术

角膜手术一般来说表面麻醉及结膜下浸润麻醉即可,但需要充分镇静,以缓解患者的紧张情绪,更好地配合手术。

白内障手术的麻醉方法过去以球后麻醉或球周麻醉为主,但仍可发生一些潜在的并发症,如球后出血、眼压升高、视神经损伤、刺穿眼球、麻醉药物误注入颅内引起生命危险等。球后麻醉或球周麻醉都需要较长时间才能产生麻醉效果,且注射时患者感到疼痛。近年来采用的单纯表面麻醉越来越多地应用于临床,这种方法使手术更加安全,避免了球后、球周麻醉的诸多并发症;表面麻醉后几乎无痛觉(眼周围有感觉),减少了患者的痛苦及由此带来的恐惧心理,增强了患者手术信心,而且拓宽了手术患者全身情况的适应证,尤其是对患有全身疾病如心血管疾病的老年患者;另外该法还具有术后反应轻、视力恢复迅速等特点。但白内障手术技术要求高,需要医患之间密切配合,才能顺利完成手术。对儿童、极度紧张者、特殊情况不能配合的患者,应选择全身麻醉,需注意,白内障儿童维持氧分压 $60 \sim 80$ mmHg。

(三)眼内容物剜出手术

眼内容物剜出术是一种保留巩膜壁,将眼球内的色素膜、视网膜、玻璃体及晶状体组织全部清除的破坏性手术,相对于眼表的手术而言,该手术创伤大,范围相对较大,因而需要完善的镇痛,围手术期术者往往牵拉眼肌和眼球,因而还需预防和处理眼心反射。术中出血可沿鼻泪管进气道。

(四)急性闭角型青光眼手术

急性闭角型青光眼是由于前房角突然关闭而引起眼压急剧升高的眼病,发病机制尚不十分明确。常伴有明显眼痛、视力下降、同侧偏头痛、恶心、呕吐等症状,如未经及时恰当治疗,可于短期内失明。该病是眼科急诊之一,需要在最短的时间内降低眼压,开放房角,挽救患病眼的视功能。因此,在围手术期管理时,未经手术的闭角型青光眼禁用肾上腺素、胆碱能受体阻滞药、安定类镇静药(散瞳)、琥珀胆碱、氯胺酮等致眼压升高的药物,而选择应用抗青光眼药物如拟副交感神经药、拟肾上腺素能药、肾上腺素能阻滞药、碳酸酐酶抑制剂及高渗脱水剂等。

(五)眼底手术

眼底手术以局麻复合镇静的麻醉方式为主,复杂的视网膜脱落及玻璃体切割术等时间长,需全身麻醉。围手术期需重点预防和处理牵拉眼外肌引起的眼心反射。

(六)眼外伤手术

眼外伤急诊依据手术的大小、是否进入眼球,其麻醉处理是有一定差异的,局部麻醉与表面麻醉,为结膜下浸润,以球后麻醉、球周麻醉比较常见。球后阻滞注意不可加用肾上腺素,因为视网膜中央动脉为终末动脉,浸润后会引起视网膜缺血而损伤视力,尤其对于青光眼已成管状视野患者会出现视力的突然丧失。复杂的眼外伤手术,刺激性比较强,单纯性的局麻镇痛不全。在局麻完善的基础上,小剂量镇静镇痛可获得比较满意的效果,对于局麻或者镇静镇痛难以完成的手术,和一些比较不配合的儿童,应该采用全身麻醉。

眼外伤的手术以急诊居多,患者常常处于饱胃状态,禁饮禁食时间不够,反流误吸风险较高,甚至会造成气道梗阻、吸入性肺炎和窒息。局部麻醉时,患者神志清楚,保护性反射尚在,发生率较低。全身麻醉时,应准备有效的吸引设施,患者术前留置胃管,应用5-羟色胺3(5-HT3)受体拮抗剂,清醒气管插管或者使用Selick手法压迫环状软骨等,这些措施均能有效降低全麻诱导期反流误吸的发生。

二、常见眼科局部麻醉手术

(一)角膜及白内障手术常用麻醉方式

由于新型麻醉药物的出现以及麻醉方式、手术方式的进步,使角膜及白内障手术在传统麻醉方式外有了更多的选择。本节就目前角膜及白内障手术中临床常用麻醉方式、麻醉药物以及适用范围进行简单介绍。

1.表面麻醉

(1)麻醉药物:目前常用的表面麻醉剂是0.5%盐酸丙美卡因和0.4%盐酸奥布卡因滴眼液。

(2)操作流程:术前每5 min 1次,连点3次,若术中出现麻醉效果不满意可临时增加药物次数。

(3)适用范围:成人角膜异物取出、浅层角结膜肿物切除、白内障超声乳化摘除联合人工晶体植入术等。

(4)优缺点:该麻醉方法操作简单,副作用小,患者无明显不适感觉。但对于累及深层结膜和巩膜的操作麻醉效果欠佳,且需要患者较高的配合度;此外,多种表面麻醉剂具有角膜毒性,可能导致角膜上皮损伤或愈合迟缓。

2.球后阻滞麻醉

(1)麻醉药物:常用的麻醉药物为2%利多卡因联合或不联合0.75%布比卡因。

（2）操作流程

1）酒精棉球清洁眶下缘周围下睑及上颊部皮肤，嘱患者第一眼位，用25G或27G针头（优先选用短斜面的球后钝针头）于颞侧角膜缘处眶下缘上方皮肤平行眶壁进针。

2）当进针深度至眼球赤道部时，改变进针方向至鼻上方朝向肌锥，侧向移动针头以保证针尖未刺入巩膜（如刺入巩膜则无法侧向移动）。

3）回抽以防穿刺入血管，如无回血，则缓慢注入药物。

4）注药直至上睑存在张力，但可睁目开睑，即停止注药。沿进针路径缓慢退出针头，棉签或纱布按压穿刺点止血。

5）纱布完全遮盖对侧眼后，查术眼是否有光感或手影晃动，无黑蒙则间断眼球加压至少2 min（促进药物充分弥散及吸收，如有球后出血亦可促进止血）。

（3）适用范围：配合度欠佳的成人白内障超声乳化摘除联合人工晶体植入术、白内障囊外摘除联合人工晶体植入、人工晶体悬吊术、板层角膜移植术、穿透性角膜移植术、羊膜移植术、角结膜肿物切除术等。

（4）优缺点：该方法麻醉效果肯定，但可能出现球后出血、一过性视力丧失，甚至有眼球穿通或视神经损伤引起永久性视力损害等风险。

3. 球周麻醉

（1）麻醉药物：常用的麻醉药物为2%利多卡因联合或不联合0.75%布比卡因。

（2）操作流程：于颞下方及鼻上方眶缘进针2~2.5 cm，注射麻醉剂各2~3 mL。

（3）适用范围：同球后麻醉。

（4）优缺点：该麻醉方法与球后麻醉效果相当，但起效时间略慢，虽然并发症与球后麻醉类似，但发生率相对较低。

4. 结膜下浸润麻醉

（1）麻醉药物：常用的麻醉药物为2%利多卡因，可联合或不联合肾上腺素。

（2）操作流程：显微无齿镊提起局部结膜后针尖斜面向上刺入手术区附近结膜，注入2%利多卡因，麻醉药应渗透整个手术区。为减轻局部麻醉时不适可先予表面麻醉剂点眼。

（3）适用范围：术中需要患者眼球运动配合手术操作的情况，如翼状胬肉切除联合自体角膜缘干细胞移植手术。

（4）优缺点：该方法不影响眼球运动，局部麻醉效果好，相对安全，极个别可能出现刺穿眼球的风险。

5. 眼睑阻滞麻醉

（1）麻醉药物：常用的麻醉药物为2%利多卡因联合或不联合0.75%布比卡因。

（2）操作流程：以5号针头，自外眦部眶缘进针达骨膜，注射麻醉剂1 mL，然后针头退至皮下，转向上沿眶上缘边进针边注射至眶缘中1/3后退针并注射约1.5 mL，然后以同样方法沿下眶缘注射，注射总量不超过5 mL，然后按压促进麻醉药扩散、减轻眼睑肿胀。

（3）适用范围：适用于眼睑紧张的患者，多联合其他麻醉方法如表面麻醉、结膜下浸润麻醉及球周或球后麻醉，适用手术方式同结膜下浸润麻醉。

（4）优缺点：该方法麻醉眼睑效果好，安全，可减少术中因眼睑闭合对眼球产生的挤压以及紧张不适感。

(二)眼底病变手术常用麻醉方式

眼底病变手术时间相对较长,与常见的白内障、青光眼手术相比,单纯的外路手术需要约 1 h,复杂手术甚至需要 3～4 h。此外,眼底病变手术涉及疾病谱和年龄谱较广,需要根据患者手术方式和年龄选择合适的麻醉方式,以维持术中良好的制动和耐受能力。

1.眼底病变手术对麻醉的要求

(1)良好的镇痛:镇痛是眼底病变手术麻醉的重点,眼底手术操作精细,很多操作要求微米级别的稳定性,良好的镇痛才能保证患者良好的术中配合。

(2)一定程度的镇静:镇静并非必要条件,但围手术期镇静有利于提高心率,减轻牵拉引发的眼心反射。

(3)较快的苏醒时间:眼底病变手术眼内填充硅油或气体的患者,术毕要求尽快或立即改为特殊体位,因此要求清醒快,无明显呛咳和躁动,联合基础麻醉时具有一定的优越性。

2.局部麻醉　局部麻醉包括表面麻醉、结膜下浸润、球后阻滞麻醉和筛前神经阻滞麻醉,表面麻醉、结膜下浸润、球后阻滞麻醉使用麻醉药物和操作流程详见"(一)角膜及白内障手术常用麻醉方式"。

(1)适用范围

1)表面麻醉:适应于角膜和结膜操作,如角膜和结膜拆线、眼内注药和前房冲洗手术等。

2)结膜下浸润麻醉:联合采用360°穹隆部球结膜下注射,可增强局部镇痛效果。

3)球后阻滞麻醉:眼底手术最常用的麻醉方式,适用于大多数可自主配合的患者。通过在肌锥注射麻醉药物,可阻滞第Ⅲ、Ⅳ、Ⅵ颅神经(固定眼球)和第Ⅴ颅神经的眼神经分支(镇痛),同时可收缩眶内血管,一定程度降低眼内压。

(2)优缺点:在术中操作幅度较大或手术时间较长时,患者仍有疼痛感,可通过补充球后、Tenon囊下麻醉,或术前采用联合基础麻醉进行缓解。此外,球后阻滞麻醉还可能出现球后出血、局部麻醉药物所致的暂时性黑蒙、局部麻醉药物引起的呼吸抑制和其他并发症,需做好充分的准备,一旦发生相应情况及时处理。

(三)斜视手术常用麻醉方式

斜视手术安全有序的进行,离不开充分有效的麻醉。经验表明,即使创伤最小的肌内注射肉毒素手术,10岁以内的儿童也很难配合;而外直肌后徙等表浅手术,12岁以内的儿童也很难耐受。手术过程中,紧张或者疼痛导致的血压增高,往往增加了手术中的出血量;疼痛引起的眼动有引起缝合时巩膜穿透等损伤的可能;此外,高度紧张引起的辐辏加强也是导致眼位调整失败的常见原因。

1.斜视手术疼痛的原因　斜视手术中的疼痛主要来自两个方面:结膜切口和眼外肌牵拉。在手术过程中,操作Tenon囊和巩膜不会导致明显疼痛,在肌肉止端进行钳夹和巩膜缝针时也不引起明显不适,但眼外肌的牵拉疼痛则非常剧烈。

眼外肌的疼痛并非来自疼痛感受器,而来自于牵拉感受器。眼外肌牵拉疼痛具有内脏痛的特征:位置捉摸不定,持续时间长,伴随胸闷、恶心等极度不适。一旦患者体会到这种疼痛,很难继续坚持配合手术,并造成较差的主观感受,进而导致围手术期满意度降低。

良好的麻醉效果是避免手术疼痛出现的关键因素,斜视手术常用的麻醉方式主要包括局部麻醉和全身麻醉。局部麻醉可以用于配合度好的成人患者,包括表面麻醉、结膜下浸润麻醉和球后麻醉。

2. 表面麻醉

(1)麻醉药物和操作流程:详见"(一)角膜及白内障手术常用麻醉方式"。

(2)适用范围:适用于成年患者单侧或双侧后徙手术,也可以用于截除术或二次手术。

(3)优缺点:相对球后阻滞麻醉,降低了眼球穿孔、视神经损伤和药物毒性等风险。表面麻醉联合 Tenon 囊下麻醉可以麻醉源于结膜切口与肌腱附近的感觉纤维,有效抑制疼痛,操作简单,花费较低,目前在斜视局麻手术中应用广泛。但表面麻醉对牵拉感受器麻醉效果弱,术中需注意避免过度牵拉肌肉。

3. 结膜下浸润麻醉和球后麻醉

(1)麻醉药物和操作流程:详见"(一)角膜及白内障手术常用麻醉方式"(注意麻药不能直接注入肌鞘)。

(2)适用范围和优缺点:结膜下浸润麻醉时,眼外肌保留运动能力,可在术中进行眼位调整,但容易引起结膜水肿,甚至结膜下出血,影响手术操作。球后阻滞麻醉镇痛效果更彻底,几乎无肌肉牵拉痛,但术中无法进行眼位调整,多用于非定量斜视手术。

(四)眼整形手术常用麻醉方式

眼部整形手术操作范围小、手术时间短,因此只要患者配合,大部分手术可在表面麻醉、局部浸润麻醉或神经阻滞麻醉下完成。小儿或各种原因无法配合手术的患者,以及个别时间长的复杂手术可采用基础麻醉联合吸入麻醉或者全身麻醉,术前应由麻醉医师对吸入麻醉、基础麻醉和全身麻醉患者评估有无麻醉禁忌证。

1. 表面麻醉

(1)麻醉药物:盐酸丙美卡因、盐酸奥布卡因、利多卡因、丁卡因等。

(2)操作流程:局部滴表面麻醉药物或用蘸有表面麻醉药的棉签/棉球局部按压约30 s。

(3)适用范围:适用于结膜或者睑缘处较小且浅表的病灶处理,也可用于其他局部麻醉方法的补充。

(4)优缺点:麻醉过程无创且毒副作用小,患者接受度较高。但此类药物多有毒性,要严格控制用量,局部点眼后,常规按压内眦部,防止药物通过泪道进入鼻腔并经鼻咽部黏膜吸收。此外,表面麻醉药对角膜结膜上皮细胞有毒性作用,可引起角膜结膜上皮细胞干燥脱落,故不能大剂量频繁应用。

2. 浸润麻醉和神经阻滞麻醉

(1)麻醉药物

1)利多卡因:常用浓度为2%,一次最大剂量不能超过0.5 g,如误入静脉,有心搏骤停的风险。

2）布比卡因、罗哌卡因：布比卡因和罗哌卡因均为酰胺类局部麻醉药，可延长麻醉时效，无血管扩张作用，强度是利多卡因的 4~5 倍。

临床上常用利多卡因和布比卡因/罗哌卡因等比例混合后再加入少量盐酸肾上腺素作为麻醉剂；也有医生习惯用 2% 的利多卡因 15 mL、0.25% 的布比卡因 5 mL 和 1 mL 肾上腺素加入 250 mL 生理盐水中配制成麻醉溶液。加入肾上腺素的目的是对抗局部麻醉药物松弛平滑肌导致的血管扩张作用，增强局部麻醉效果并减少术中出血，同时拮抗麻醉药物对心血管的抑制作用。但由于肾上腺素毒副作用，高血压、糖尿病、心血管疾病、青光眼患者一般不使用。

（2）操作流程

1）浸润麻醉：眼整形手术中应用最多的麻醉方式。通过将麻醉药物直接注入手术切口周围组织，阻滞组织内神经末梢达到镇痛效果。

a. 结膜下浸润麻醉：适用于结膜表面局部手术和内路眼袋结膜切口的麻醉。

选用 41/42G 注射针头或 30G 一次性针头，针尖应避开结膜血管，斜面与注射点巩膜表面切线平行，避免刺伤眼球壁；注入麻醉药并使局部结膜隆起，再逐渐向前行针、注药。出针后，用头部光滑扁平的手术器械将麻醉药推开弥散至整个手术区域。

b. 筋膜囊（Tenon 囊）浸润麻醉：适用于眼球摘除等需要广泛分离筋膜囊的手术。通过将麻醉药物注射到筋膜囊和巩膜之间，麻醉睫状神经分支。针尖应避开结膜血管，斜面与注射点巩膜表面切线平行，避免刺伤眼球壁。如手术时间较长，麻醉效果减弱后可在结膜切口周围再次注入麻醉药予以强化。

c. 皮下浸润麻醉：适用于范围较小的眼睑皮肤/肌肉手术。

进针后注入麻醉药并使局部组织隆起，再逐渐向前行针、注药。如手术范围较大，可呈放射状注射，使作用面积更大。应避免反复穿刺导致睑缘血管弓和深部组织损伤，降低局部血肿和瘀斑的风险。麻醉液注入局部组织后，需按压 7~10 min，使麻醉药扩散，并充分收缩血管，减少出血风险。

2）神经阻滞麻醉：通过将麻醉药物注射到眼周神经干附近，阻断神经冲动的传导，达到满意的镇痛效果。根据手术范围、手术时长、患者的精神状态及配合程度，可单独应用，也可与其他麻醉方法联合应用。

（3）适用范围：适用于手术部位在 1 条或多条神经干支配范围内的术式。眼睑、结膜、眼球及眼周组织的感觉均为三叉神经第一、二支所支配。根据眼整形手术的不同需要，通常在相应部位注入 1~2 mL 麻醉药就可以获得满意的麻醉效果（表 11-5-1）。

表 11-5-1　不同麻醉方式及其对应范围

麻醉方式	麻醉范围
泪腺神经阻滞	上睑外侧皮肤、结膜及泪腺
额神经阻滞	上睑中央大部分皮肤及结膜、前额皮肤
眶上神经阻滞	前额内侧皮肤、上睑内侧皮肤及结膜

续表 11-5-1

麻醉方式	麻醉范围
滑车上神经阻滞	上睑鼻侧皮肤及结膜
滑车下及筛前神经阻滞	内眦皮肤、结膜、泪囊、鼻腔外侧前部、筛窦和鼻中甲前部
眶下神经阻滞	除内、外眦以外的下睑皮肤，上唇，泪囊窝下部及鼻侧
颧面神经阻滞	眶外侧部分

(4)优缺点：术中患者始终处于清醒状态，便于观察眼位和眼睑位置等，便于术中调整。实施麻醉时虽有短暂的疼痛，但大部分患者均可忍受，术后发生恶心、呕吐等胃肠道反应比较少见。如穿刺部位有皮肤感染、溃疡或周围神经病变时，可造成深层组织感染或神经病变加重，紧急手术时需要避开患病区域，或尽可能在上述病情稳定后手术。

麻醉药物毒副作用主要影响神经系统和心血管系统，严重程度和药物的种类、剂量、给药途径、给药速度以及药物代谢速度等有关。手术室应有相应的应急预案，一旦出现毒副作用，应立即停药，快速给予吸氧，并对症治疗。此外，区域内应备有心肺复苏抢救设施，医务人员应熟练掌握抢救流程，出现心搏骤停等情况时可及时施救。眼科手术室医务人员需熟练掌握各种常见麻醉方式，在保证安全的前提下予以充分的镇痛，确保患者以良好的状态配合围手术期治疗。

三、镇静镇痛在眼科手术中的应用

眼科手术需要完善的镇痛，局部麻醉仍有镇痛不足的顾虑，且难以消除患者的紧张、焦虑，难以满足部分眼底手术需要术后即刻俯卧位的特殊要求。

眼科激光、玻璃体切割等技术的应用和改进使眼科手术的时间大大缩短，手术刺激也相应减少。因此越来越多的眼科手术可以在局部麻醉复合清醒镇静术下完成。清醒镇静术不仅可以降低患者的焦虑水平，增加合作程度，还可以减少对手术的不良记忆，增加患者和术者的满意度。在保持局部麻醉手术优势的同时，使其能够耐受更长、更复杂的手术，对于术后有即刻俯卧位需求的患者尤为有益。

美国麻醉医师协会（American Society of Anesthesiologists，ASA）将麻醉医师参与的从术前评估，制定麻醉计划到指导给药达到所需程度的镇静并对局麻患者监护，随时处理紧急情况称为监测下麻醉管理（monitored anesthesia care，MAC），以强调麻醉安全。

（一）MAC 用药及实施

目前常用的镇静镇痛药物，只要剂量合适都可用于眼科手术的镇静。

氟哌利多 10 μg/kg 加芬太尼 1 μg/kg 静脉注射为首次量，此后不再应用氟哌利多，仅以 $0.008 \sim 0.01$ μg/(kg·min)芬太尼维持。此办法镇静镇痛效果好，但是顺行性遗忘欠佳。

咪达唑仑首次量 $25 \sim 60$ μg/kg 静脉注射，$0.25 \sim 1.00$ μg/(kg·min)静脉注射维持，或丙泊酚首次剂量 $0.25 \sim 1.00$ mg/kg 静脉注射，$10 \sim 50$ μg/(kg·min)静脉注射维持，可

复合芬太尼或舒芬太尼,维持镇静于 OAA/S3～4 级。术中与患者保持语言联系,随时了解镇静程度,调整用药,可达到完善的镇静遗忘和心理保护作用。

新型高选择性 α_2 受体激动剂右美托咪啶,具有剂量依赖性镇静、催眠、镇痛、抗焦虑等作用,同时抑制交感神经活性,稳定血流动力学,且临床使用剂量范围无呼吸抑制作用,具有可唤醒特性,非常适合眼科手术镇静。右美托咪啶起效时间 5～10 min,达峰 25～30 min。首次量 0.6～1.0 μg/kg,缓慢静脉注射(超过 10 min)以避免造成一过性高血压和心动过缓,维持剂量 0.3～0.4 μg/(kg·h)。右美托咪啶用于眼科的另外一个优势在于可降低 IOP,并可减缓氯化琥珀胆碱的升眼压作用,成人眼底手术中,右美托咪啶可产生与丙泊酚相似的镇静效果,其易唤醒,无呼吸抑制的镇静特性,更适合眼科手术。在相同镇静深度时,右美托咪啶较丙泊酚更容易引起麻醉深度监测(BIS)值下降,临床评估时应合理分析。常见不良反应是心动过缓、低血压、高血压、口干等,心脏传导阻滞和重度心室功能不全者慎用。

学龄前儿童眼肌手术因牵拉眼肌刺激较强,以往多在全麻下完成手术,但全麻下眼球固定,术者不能准确观察眼位。可用氯胺酮镇静镇痛配合局麻,首次量 400～500 μg/kg 静脉注射,以 25～35 μg/(kg·min) 的速度维持镇静于 OAA/S3～4 级。术中患儿可按指令转动眼球,提高斜视矫正术的质量。

(二)监测

MAC 的监测标准应与全麻患者相同,也应包括术前评估、术中监测和术后恢复管理三部分。在进行球后阻滞、压迫眼球或牵拉眼外肌等刺激性操作时,持续心电监测和脉搏、血氧饱和度监测是必要的。随时评估患者的镇静水平,维持 OAA/S3～4 级,如患者失去意识,提示镇静过深,术中应常规吸氧,以避免低氧血症出现,同时面部保持足够的通气空间以避免出现二氧化碳蓄积。

(三)注意事项

1. 维持适宜的镇静程度　无论何种镇静药物,维持适宜的镇静深度最为关键,个体对镇静镇痛药物需求的差异较大,小剂量渐进性给药的方法是个明智的选择,在患者舒适和安全之间获得一个满意的平衡点,防止镇静过深。同时对呼吸和循环变化进行持续监护,以保证患者安全,如需逆转过深的镇静,可用相应拮抗药。

2. 复合应用　清醒镇静一定是与局部麻醉复合应用,其中镇痛主要依赖局部麻醉,因此强调局部麻醉的有效性,术中出现镇痛不足时应首先补充局部麻醉,清醒镇静的药物需在局部麻醉操作前给予,以在伤害性刺激发生前使患者达到相应的镇静水平,并减轻局部麻醉操作过程的不适。

3. 避免体动　围手术期患者无意识体动是导致眼损伤的首要原因,通常是由于镇静过深,患者失去意识所致,因此手术中应使患者保持足够的反应力,可配合医师指令,避免因打鼾或者突然清醒造成头部运动,同样避免因镇静不足,出现心动过速和高血压,特别是患有冠心病者。

第六节　围手术期不良事件的处理

一、局部麻醉药物中毒

局部麻醉药物中毒指的是局部麻醉药物误入血管内或单位时间内吸收入血的局部麻醉药物剂量过大,或患者全身营养调节差,肝、肾功能不全,使血液中局部麻醉药物浓度过高即引起毒性反应,主要表现为中枢神经系统毒性和心血管功能障碍。

一般局部麻醉药物的中枢神经系统毒性表现多先于心脏毒性。一旦血内局部麻醉药物浓度骤然升高就可引起一系列的毒性此状,按其轻重程度排列为:舌或唇麻木、头痛头晕、耳鸣、视物模糊、注视困难或眼球震颤、言语不清、肌肉震颤、语无伦次、意识不清、惊厥、昏迷、呼吸停止。局部麻醉药物中毒可引起全身性强直阵挛性惊厥。局部麻醉药物对心脏的毒性主要是心肌抑制,使心排血量降低,血压下降,随之心率变缓,终致心跳停止。

(一)预防局部麻醉药物毒性反应

预防局部麻醉药物毒性反应,关键在于防止和尽量减少局部麻醉药物吸收和误注血管内,其措施如下。

1. 麻醉前详细询问病史,了解有无局部麻醉药物或其他药物过敏史,以及过去应用局部麻醉药物的情况,有无其他不良反应。

2. 手术前常规进行局部麻醉药物过敏试验。麻醉前可适量应用镇静药与镇痛药,以减少局部麻醉药物用量,降低局部麻醉药物毒性反应。

3. 严格掌握局部麻醉药物适应证、常规剂量、浓度及限量,避免单位时间内过量。注意在血运丰富的局部组织应用局部麻醉药物时应控制用量。

4. 局部麻醉药物中加入适量血管收缩药[1：(20~40)万肾上腺素],以延缓吸收和延长麻醉作用时间。

5. 严防局部麻醉药物误入血管,注药期间应按时回抽观察有无血液回流,判断无误后方可注入。

6. 备好急救设备(呼吸机及简易呼吸器、监测仪器及氧气等)和所需药品。

7. 局部麻醉药物注入前应先建立静脉通路,一旦出现毒性反应或过敏反应可立即静脉给药拮抗处理。

(二)局部麻醉药物中毒治疗措施

一旦发生局部麻醉药物中毒,应根据其临床表现积极对症处理,具体的治疗措施有以下几个方面。

1. 停止用药,保持患者呼吸道通畅,面罩吸氧。轻度毒性反应多为一过性,吸氧观察即可,一般无须特殊处理即能很快恢复。

2. 出现烦躁、惊恐、肌肉抽搐、惊厥发作者可静脉注射硫喷妥钠、地西泮或咪达唑仑,同时面罩加压给氧辅助呼吸。惊厥严重并仍未得到控制者,可辅用短效肌肉松弛药,并行气管插管,建立人工通气。

3. 发现血压有下降趋势,应立即静脉注射升压药物,常用的如麻黄碱,必要时重复,或去氧肾上腺素,低血压严重至血压不可测得时,立即静脉滴注多巴胺或间羟胺。

4. 静脉输液,对血管扩张或血容量不足的患者更应重视输入平衡液或代血浆以扩容。

5. 注意生命体征监测,维持血流动力学和血氧指标稳定。

6. 脂肪乳用法:20% 脂肪乳剂单次静脉注射 1.5 mL/kg,注射时间超过 1 min,然后 0.25 mL/(kg·min)持续静脉输注。顽固性心血管抑制者可重复单次静脉注射 1~2 次,持续输注剂量可增加至 0.5 mL/(kg·min)。循环功能稳定后继续输注至少 10 min。建议最初 30min 内脂肪乳使用剂量上限为 10 mL/kg。不能用丙泊酚代替脂肪乳进行脂质治疗。

注意:疑为局部麻醉药物过敏反应时,应在上述一般处理的同时,积极进行抗过敏治疗;如应用皮质激素、异丙嗪及钙剂,出现过敏性休克时,应立即静脉注射肾上腺素及抗休克处理;呼吸、心搏骤停者,即刻实施心肺复苏。

二、眼心反射

强烈牵拉眼肌(尤其是眼内直肌),或扭转、压迫眼球时,可导致眼心反射。在眼肌手术、眼球摘除手术和视网膜玻璃体修复手术过程中常见。这是一种三叉神经-迷走神经反射,表现为心动过缓、期前收缩(如二联律)、交界性心律和房室传导阻滞,甚至心脏停搏。小儿患者较老人多发,术前患者过度焦虑、麻醉过浅、高二氧化碳血症及迷走张力增加时发生概率增高。术前应用阿托品可减少儿童眼心反射的程度,但对年长者则不明显。当发生眼心反射时,应暂停手术,通常心率和节律会在 20 s 内恢复正常,同时判断和调整麻醉深度和通气状态,重复手术操作后心动过缓的发生越来越少,可能是由于反射弧出现了疲劳。如眼心反射引起严重的心律失常或持续存在,应静脉给予阿托品,伴有低血压,应加用血管活性药物。

三、麻醉苏醒期躁动

麻醉苏醒期躁动(emergence agitation,EA)是麻醉苏醒期的一种不恰当行为,表现为兴奋、躁动和定向障碍并存,出现不适当行为,如肢体的无意识动作、语无伦次、无理性言语、哭喊或呻吟、妄想思维等,其多发生于拔管后 15 min 左右,老人、儿童发生率高于成人。全凭吸入麻醉苏醒期躁动发生率高于静吸复合麻醉和全凭静脉麻醉。术后各种不良刺激是患者麻醉苏醒期躁动的最常见原因,如疼痛、气管导管刺激、尿管刺激、心理应激等,肌松药的残余作用、气道梗阻、低氧血症、酸中毒、低血糖等呼吸、循环系统的不稳定也会导致麻醉苏醒期躁动的发生。眼科患者麻醉苏醒期躁动,往往会使眼内压升高,不利于患者术后的回复和转归。

术前口服咪达唑仑、术中应用右美托嘧啶和氟比洛芬酯均能有效预防麻醉苏醒期躁动。对于已发生的躁动,除加强安全护理,防止坠床、磕伤等意外发生外,最重要的是查找患者发生躁动的原因,积极对因治疗。

四、术后恶心呕吐

术后恶心呕吐(postoperative nausea and vomiting,PONV)是患者手术后最常见症状,受手术类型、手术持续的时间、麻醉药物和方法及术前焦虑等多种因素的影响。绝大多数患者在术后 24 h 发生 PONV,呕吐前会出现明显恶心。

麻醉药物中,阿片类药物容易引起 PONV,但其引起的 PONV 症状轻微且短暂,无须常规使用抗呕吐药物。对 PONV 高危的人群,术前预防性用抗呕吐药如氟哌利多(氟哌啶)、甲氧氯普胺(胃复安)等,在提高患者满意度和防治临床并发症方面有重要的临床意义。对急性胃扩张者应持续胃肠减压 24 h 以上。

对眼科手术而言,需警惕眼胃反射的发生,即术中牵拉眼外肌时,部分敏感患者会出现恶心,甚至呕吐现象。其发生原因同眼心反射一样,是因为术中牵拉眼外肌,引起迷走神经兴奋性增强,加强食管和胃的蠕动,出现恶心、呕吐或腹痛等胃肠功能紊乱。眼胃反射可发生在术中或术后,医生暂停手术后,大多数患者的恶心呕吐现象会缓解;只有极个别患者手术后仍感恶心不适。

五、恶性高热

恶性高热(malignant hyperthermia,MH)是一种潜在致命的遗传性疾病,通常由挥发性吸入麻醉药和(或)琥珀胆碱(去极化肌肉松弛剂)诱发,患者围术期应用吸入麻醉药,出现不明原因的高碳酸血症(>55 mmHg ETCO_2)、不明原因的心动过速、不明原因的肌肉僵硬(包括咬肌强直)、呼吸加快、体温升高>0.5 ℃/15 min,高达≥40 ℃须高度警惕恶性高热的发生。在眼科手术中,儿童眼肌手术发生率较高。早期诊断、降低体温及足够的丹曲林是治疗恶性高热的有效措施。

第七节　眼科麻醉常用药物

一、M 受体阻断剂

【阿托品】

药理作用:减少气道、唾液腺分泌物,抗迷走神经提升心率,抗休克。

副作用:口干、心动过速、瞳孔扩大、视物模糊,剂量过大可产生精神症状。

禁忌证:青光眼、前列腺肥大患者禁用,高热患者禁用,发热、脉速、腹泻、脑损伤者以及老年人、婴儿慎用。

【盐酸戊乙奎醚(长托宁)】

药理作用:减少气道、唾液腺分泌物,对心率影响小。

副作用:口干、视物模糊、术后谵妄、精神症状。

禁忌证:青光眼患者禁用,前列腺肥大者慎用;该药半衰期长,注意用药剂量和给药间隔。

二、激素类

【地塞米松、甲强龙、氢化可的松】

药理作用:抗炎、抗过敏、抗水肿等。

副作用:感染、胃肠道症状、精神症状、内分泌及水电解质紊乱等。

禁忌证:可能诱发或加重感染,老年人注意易升高血压和血糖。

三、镇静催眠类(苯二氮䓬类)

【咪达唑仑(力月西)】

药理作用:镇静、催眠、抗焦虑、记忆缺失(顺行性遗忘)。

副作用:呼吸抑制、心血管抑制或不稳定、谵妄等精神症状。

禁忌证:慢阻肺慎用,老年人、体弱、心肺功能差、合并其他中枢抑制剂者应小剂量滴定给药。

四、静脉麻醉药

【依托咪酯(福尔利)】

药理作用:短效催眠药、无镇痛作用、循环平稳,对呼吸影响小。

副作用:可引起肾上腺皮质功能低下,恶心呕吐,不自主肌颤。

禁忌证:重症糖尿病、高钾血症禁用。肾上腺皮质功能不全慎用或同时给予适量氢化可的松。

【丙泊酚(得普利麻)】

药理作用:短效催眠药、无镇痛作用、血管扩张作用强。

副作用:可引起血压下降、呼吸抑制,注射痛较常见,镇静时可有不自主运动。

禁忌证:必须由培训过的专科医生给予,必须有呼吸支持设备在场,用药后密切观察血压、氧饱和、呼吸道阻塞情况。

【艾司氯胺酮】

药理作用:唯一具有镇静镇痛作用的静脉麻醉药,具有分离麻醉特点,对呼吸影响小。

副作用:兴奋交感神经(血压和心率增加)、增加颅内压、增加呼吸道分泌物,有精神类不良反应。

禁忌证:严重高血压、有高颅压风险、子痫、未经治疗的甲亢、缺血性心脏病、严重的精神障碍病史慎用。

五、麻醉性镇痛药(阿片类药物)

【舒芬太尼、瑞芬太尼、羟考酮、地佐辛】

药理作用:强效镇痛剂(μ受体激动剂)。

副作用:镇静作用、呼吸抑制、胸壁强直、头晕、恶心呕吐、皮肤瘙痒、胃肠道功能下降,长期用药可能有药物滥用风险。

禁忌证:最主要的危险是呼吸抑制,注意监测呼吸情况及严重不良反应。

六、吸入性麻醉药

【七氟烷】

药理作用:用于全麻诱导和维持(镇静镇痛及一定的肌松作用)。

副作用:剂量依赖性的心肺功能下降(低血压、心动过缓、心律失常等),术后恶心呕吐,恶性高热(罕见)。

禁忌证:禁用于已知或怀疑有恶性高热遗传史的患者。

七、胆碱酯酶抑制剂

【新斯的明】

药理作用:拮抗非去极化肌松剂的残留肌松作用,也可用于重症肌无力。

副作用:可引起心率减慢甚至心脏停搏,常伍用阿托品。大剂量可引起恶心呕吐、腹泻、流涎、共济失调等。

禁忌证:心动过缓、心绞痛、癫痫、机械性肠梗阻、哮喘患者禁用或慎用。

八、苯二氮䓬受体拮抗剂

【氟马西尼】

药理作用:苯二氮䓬类特异性拮抗剂,可以逆转其镇静作用。

副作用:对有相关病史者,可能诱发癫痫或惊恐发作。

禁忌证:不推荐用于长期使用苯二氮䓬类的癫痫患者,避免在肌松作用消失前使用。

九、其他

【α₂受体激动剂:右美托咪定】

药理作用:镇静、辅助镇痛。

副作用:低血压、心动过缓甚至窦性停搏,快速给药时可引起暂时性高血压。

禁忌证:心动过缓、房室传导阻滞、心功能不全者或血容量不足、低血压者用药需谨慎,与镇静药、麻醉药、阿片类药物有协同作用,注意调整用量。

第八节　非住院眼科手术麻醉

非住院手术又称门诊手术,是指不需要住院治疗的门诊手术,一般是手术比较简单、病情比较轻的手术。成人眼科非住院手术多采用局部麻醉,小儿则以全身麻醉为主。

一、手术种类和特点

1.手术种类　斜视矫正术,散粒肿切除,拆线,青光眼,白内障等,外伤的角膜巩膜损伤。

2.手术特点　小儿非住院手术的特点包括:年龄小,手术时间短,需要多次手术的患儿,避免眼内压的波动等。

二、对麻醉要求

1. 术前筛选,评估是否适合非住院手术。
2. 掌握适当的麻醉深度。
3. 诱导快速,苏醒平稳,早期离院。
4. 小儿生命体征变化快,术中应严格监护,保证麻醉的安全。
5. 眼科手术操作精细,术中保证患儿制动,同时眼球应保证正中位置。
6. 控制眼内压,预防眼心反射。
7. 最大限度减少术后并发症,特别是恶心呕吐、伤口疼痛、出血等。

三、患儿选择

1. 1岁以内婴儿及早产儿建议住院手术。
2. ASA Ⅰ~Ⅱ级,一般生理状态良好,无特殊病史,基本化验检查正常。
3. 如存在与此手术有关的其他脏器并发症,如先天性青光眼伴有其他先天性疾病者,视具体情况先行治疗或选择住院手术。
4. 伴发上呼吸道感染者,如无明显流涕、咳嗽、咽痛,肺部听诊正常,体温正常,或处于上呼吸道感染恢复期可按期手术。
5. 急诊眼外伤常伴炎症反应,如体温升高、血常规升高等,应分清是由于眼外伤引起又或上呼吸道感染引起,如外伤引起的尽快手术,如确实伴发上呼吸道感染,应权衡利弊,慎重选择。

四、术前准备

1. 一般仅需血、尿常规或胸片。
2. 做好术前宣教。
3. 禁食:小于3岁患儿术前4 h禁食,术前2 h禁饮;大于3岁患儿,术前6 h禁食,3 h禁水,急诊患儿由于外伤后胃排空延迟,可适当延长禁食水时间。
4. 术前用药:一直存在争议。

五、麻醉管理

1. 诱导方式 尽量避免患者哭闹,对于配合良好的患儿可采用氯胺酮/丙泊酚静脉诱导或吸入七氟醚诱导,对于难以配合的患儿,术前可口服咪达唑仑。
2. 麻醉方式 全静脉麻醉,适用对眼压无严格要求的短小眼科手术,如散粒肿切除、斜视、白内障摘除以及大部分急诊手术,首选氯胺酮,可复合利多卡因、咪达唑仑、丙泊酚等。

七氟醚-喉罩吸入麻醉:适用于所有小儿非住院手术,对于手术时间很短的如眼底检查、测眼压等可采用面罩吸入七氟醚方法,此类手术刺激不大,只要维持睡眠保持患儿不动即可,缺点是有麻醉气体的泄露。

3.所有患儿基本监测　ECG、SpO_2、$ETCO_2$、RR 等根据手术进展,调整麻醉深度,保证有效的通气和氧合、避免二氧化碳蓄积。

4.其他　非住院眼科手术大部分患者不需要使用镇痛药,对于青光眼激光手术患者,术后疼痛较明显者可选用解热镇痛药口服。止吐药物不作为常规用药,所有患者术后需要送至恢复室观察,直至达到离院标准。

第九节　麻醉学科建设

一、麻醉科科室建设及人员配置梯队

(一)科室建设

开展手术治疗的医院均应规范设置麻醉科,麻醉科列为医院一级临床科室,麻醉科至少应设立以下部门并能开展相应工作:①临床麻醉(手术室内及手术室外);②麻醉恢复室(PACU);③三级医院应设置:麻醉门诊、日间病房或麻醉科重症监护病房(AICU)。

(二)人员配备

1.按照手术台数定编医师数,麻醉科医师与手术台比例≥2∶1。

2.麻醉科人员专业结构合理,麻醉科护士与手术台比例为:三级医院≥1∶2,二级医院≥1∶3。

3.医学院附属医院在上述基础上增加10%。

4.至少配备一名具有副高以上专业技术职务任职资格的专职医师负责医疗质量管理工作。

5.麻醉科学历结构满足功能任务需要。麻醉科45岁以下医师中,三级医院应100%具有本科以上学历,二级医院应100%具有专科以上学历。

二、科室管理和制度

(一)科室管理

实行科主任领导下的主治医师(含主任医师及副主任医师)负责制,科内重要决策一般均由科室管理小组会议讨论,科主任集中意见后再做决定。

科室制定3年发展规划,每年指标明确、举措得力,能基本完成建立各级各类人员岗位责任制。

（二）科室制度

1. 严格执行建立麻醉前访视、讨论、评估制度，并严格执行，术前访视单记录完整规范，访视率达 100%。

2. 建立麻醉知情同意制度，并能严格执行，知情同意书签字率 100%。

3. 建立医疗安全与不良事件上报制度。

4. 建立毒麻药品管理制度，并能严格执行，有专人负责。

5. 建立毒麻药品管理登记本，能及时整理归档。

6. 建立麻醉后随访制度，术后随访率达 100%，术后访视记录完整规范，规范书写麻醉记录单，书写合格率达 100%。

7. 建立仪器设备保管、保养制度，并能严格执行，有仪器设备使用记录抢救设备完好率 100%。

8. 建立麻醉用具消毒制度，消毒灭菌合格率达 100%，记录完整规范。

9. 建立麻醉会诊制度，并能严格执行。

10. 建立麻醉医师交接班制度，并能严格执行。

三、医疗技术

1. 按照国家操作规范和指南，进行各种麻醉时能实时定量监测有创或无创血压、心率、心电图和脉搏血氧饱和度，设备性能良好。

2. 配备多功能监护仪和多功能麻醉机与手术台比例均 ≥1；能够进行呼气末二氧化碳（$PetCO_2$）监测，$PetCO_2$ 监测仪与手术台比例：三级医院应 ≥0.8，二级医院 ≥0.5；医师操作规范、记录完整。

3. 有血气分析仪、体温监测仪、肌松监测仪，能常规开展血气、体温及肌松监测，操作规范、记录完整。

4. 能常规开展危重、疑难患者（休克、创伤、脏器功能不全等）麻醉、围手术期控制性降压、深静脉穿刺及动脉穿刺置管技术；能常规开展有创或无创性检查、困难气道处理、心肺脑复苏术、电除颤技术、节约用血及血液回收技术。

5. 三级医院还应具备：①血流动力学监测仪（含 CO、PAWP 及 SVV 等）与手术台比例 ≥0.8；②血气和水、血电解质、酸碱分析监测设备；③有维持体温或加温设备，与手术台比例 ≥1：5；④能够开展围手术期控制性降温、体外循环；⑤运用纤维支气管镜进行困难气道处理；⑥配备麻醉深度监测设备，与手术台比例 ≥1：5。

四、麻醉门诊

（一）设立麻醉门诊

设立麻醉评估门诊，接诊所有需完成麻醉前准备工作，包括麻醉前风险评估、术前准备指导、签麻醉知情同意书及进行患者术后随访、恢复指导等，为患者提供连续、无缝隙的医疗服务。为进一步提高患者满意度,建立更加优质、高效的舒适化医疗诊治平台。现代医院制度的改革以及医院住院部门的主要目标就是在保证患者安全的同时,缩短住院时间,加快床位周转和使用率。手术及麻醉前的完善准备是达到其目标的关键环节之一。

(二)改善住院流程

1. 麻醉门诊开放后,拟接受择期手术的患者,入院前由麻醉医师在门诊进行必要的术前检查与准备,无手术麻醉禁忌方可入院。伴随严重合并症的患者,经检查治疗后达到手术条件者方可入院。入院后即可进入相应的手术流程,减少了入院后术前准备的时间,整个流程更加紧凑。

2. 手术室外手术(含门诊手术)患者的麻醉前评估、法律文书的签订、对患者及其家属知情权的告知、麻醉药品的处方开具及门诊手术麻醉的急救均可由麻醉门诊完成。

3. 出院患者及门诊手术麻醉患者的麻醉后随访或术后并发症的诊断与治疗,也可以通过麻醉门诊完成。

(三)减少医疗资源的浪费,合理使用床位资源

心血管、呼吸系统疾病及重要脏器功能受损患者,术前准备时间长,影响床位周转,增加患者支出。麻醉门诊通过入院前检查及诊疗,对患者进行麻醉前评估,将麻醉计划反馈回病房麻醉科,使麻醉医师在患者入院前即可了解到患者病情及麻醉处理的难度,以便于提前做出合理的人员安排与充分的麻醉前准备,避免住院后由于患者病情复杂,临时组织多学科会诊而延误手术时间。杜绝临时停手术及暂缓手术等情况,减少医疗纠纷。部分手术患者合并罕见及复杂的合并症,麻醉处理复杂程度远超手术本身,对此类患者,麻醉医师可以通过麻醉门诊给予手术科室最直接快捷的帮助,患者可在入院前在门诊上进行多学科会诊及麻醉前准备。减少乃至杜绝由于术前准备不佳,临时停手术的状况,减少医患矛盾,最大限度保障医疗安全,减少医疗纠纷。

五、麻醉恢复室

麻醉后恢复室(post-anesthesia care unit,PACU)是现代麻醉科的重要组成部分,是衡量现代化医院先进性的重要标志之一。PACU 的建立目的是对麻醉后患者进行密切观察,使术后患者平稳地度过麻醉苏醒期,也是加速手术室周转、提高手术室利用率的途径之一(图 11-9-1)。

(一)PACU 的设置

1. PACU 的位置和大小 在手术室内或紧靠手术室,并与其同一建筑平面。PACU 的床位与手术室匹配,一般比例 1:(1.5~3)。一般中小型医院设 2~6 个床位,可以根据手术量和类型适当增加该比例。结构上应为敞开式房间,以便麻醉医师了解病情,处理患者,或患者出现紧急情况时能及时送回手术间进行进一步治疗,若能靠近 ICU 病房更好便于观察所有的患者,可留一个封闭的空间,用于隔离控制特殊感染的患者。对常规病例,护士与患者的比例为 1:2 或 1:3;对高危患者、既往有重大疾病史的患者、术中出现重要并发症的患者,护士与患者的比例为 1:1。PACU 的使用面积≥30 m^2,每张床

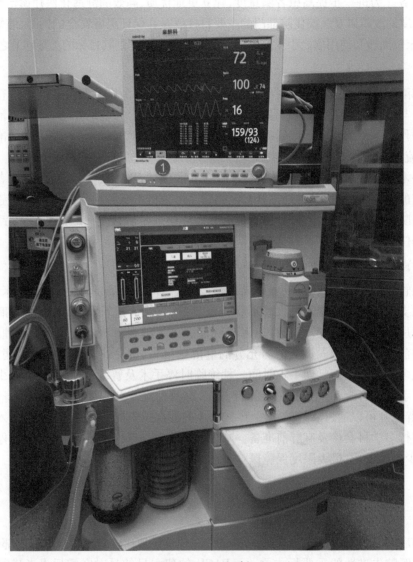

图 11-9-1　麻醉机

位使用面积≥10 m²。

2. PACU 的房间布置　恢复室要求光线充足,设有空气调节装置,配有中央供氧、中心负压吸引和多个电源插座。PACU 的病床应装有车轮,床边装有可升降的护栏。有条件者 PACU 内设有护士站、物品储藏室及污物处理室。

3. PACU 的监测设备　PACU 应具有监测和处理手术与麻醉后并发症的基本设施及特殊装置。每张床位必须有呼吸机、心电监测(ECG)、无创血压(NIBP)和脉搏氧饱和度(SpO₂)监测、神经肌肉松弛监测、呼气末二氧化碳(PetCO₂),体温监测以及加温仪等设备,其中数台监测仪中配有有创动脉、中心静脉压、肺动脉压、肺动脉楔压、颅内压、深度监测装置等。PACU 每张床应具备吸氧装置及负压吸引装置;床旁应具备灭菌的吸痰管、导尿管、吸氧导管或面罩、口咽及鼻咽通气道、喉罩、气管镜、简易呼吸囊;胸腔闭式引流瓶、尿引流瓶(袋)、胃肠减压装置等;应备有随时可取用的火菌手套、注射器、气管导管及喉镜、气管切开包、呼吸机、心脏除颤仪与起搏器以及心肺复苏装置等。

4.随时待命的紧急抢救车 备有移动的紧急气管插管推车,包括各种型号的口、鼻、咽通气管,气管导管,喉镜,喉罩,通气面罩,简易呼吸囊,同步除颤仪及起搏器,动、静脉穿刺配件,换能器,连接管,胸腔引流包,气管切开包等。

5.PACU 药品配置 PACU 应备各种急救药品,并分门别类放置于急救车内,药品应有明显的标记。常备的急救药品如下。

(1)升压药:肾上腺素、去甲肾上腺素、去氧肾上腺素、麻黄素、多巴胺、间羟胺、异丙肾上腺素等。

(2)降压药:亚宁定、艾司洛尔、地尔硫䓬、酚妥拉明、硝酸甘油、硝普钠等。

(3)抗心律失常药:利多卡因、普罗帕酮、维拉帕米、艾司洛尔、氯化钾、硫酸镁等。

(4)强心药:地高辛、多巴酚丁胺、米力农等。

(5)抗胆碱药:阿托品、长托宁、东莨菪碱等。

(6)抗胆碱酯酶药:新斯的明。

(7)利尿脱水药:呋塞米、甘露醇、甘油果糖等。

(8)中枢神经兴奋药及平喘药:尼可刹米(可拉明)、沙丁胺醇、氨茶碱等。

(9)镇静、镇痛药及拮抗药:咪达唑仑、丙泊酚、芬太尼、瑞芬太尼、布托菲诺、氟比洛芬酯、丙帕他莫以及纳洛酮、纳美芬、氟马西尼等。

(10)肌肉松弛药:维库溴铵、罗库溴铵等。

(11)凝血药及抗凝药:维生素 K、氨甲苯酸(止血芳酸)、氨甲环酸、肝素等。

(12)激素:氢化可的松、地塞米松、甲泼尼松等。

(13)作用于子宫药物:缩宫素。

(14)抗组胺药:苯海拉明、异丙嗪、氯苯那敏(扑尔敏)等。

(15)其他:50% 的葡萄糖,各种人工胶体。5% 的碳酸氢钠/生理盐水/10% 氯化钙/10% 的葡萄糖酸钙等。

(二)PACU 基本管理制度

1.为确保患者麻醉恢复期的安全,设置麻醉恢复室,科主任负责管理,人员构成至少包括一名主治以上医师(含主治)和一名或数名护理人员。

2.麻醉恢复室用于麻醉结束后尚未清醒,或虽已基本清醒但肌力恢复不满意的患者的恢复。患者入室后直接睡在手术室推床上,安排位置。护士观察记录患者生命体征及其他护理治疗。

3.每天的检查工作:检查抢救车、填充药柜、清理污物桶、清理吸引、备好氧气和吸氧管。

4.转出麻醉恢复室标准:患者意识清醒,呼吸及肌力等恢复情况达到 Steward 苏醒评分 4 分以上。

5.如遇到患者苏醒时间意外延长,或呼吸循环等功能不稳定者,应积极查找原因,及时处理,必要时可转 ICU,以免延误病情。

6. 由麻醉医师决定患者入或出麻醉恢复室,并负责患者的病情监测与诊治。

（三）PACU 患者交接制度

交接内容主要为以下 4 部分。

1. 术中情况:手术部位、手术名称、各种留置管道,术中生命体征情况,术中失血量、输液、输血量和尿量等及术中有无特殊用药。

2. 既往病史。

3. 患者皮肤情况、随身带入物品情况。

4. 与病房或 ICU 的交接:呼吸和气道、生命体征、留置管道、皮肤、液体等情况。

（四）PACU 患者监测制度

监测设备:恢复室内每张床位必须有呼吸机、心电图监测、血压监测、脉搏血氧饱和度监测。还应备有除颤仪、输液泵、气道管理用具、中心供氧、压缩空气、中心吸引装置、多功能电源插头。

1. 所有患者必须监测 ECG、BP、RR、SpO_2,特殊患者监测体温。

2. 观察意识状态。

3. 观察呼吸、颜面与口唇颜色,保持呼吸道通畅。

4. 保持留置各种管道妥善固定,引流通畅。

5. 保持伤口敷料完好,观察患者的伤口情况和腹部体征。

6. 烦躁患者用约束带约束。

7. 发现特殊情况须立即通知当班医生。

（五）苏醒室护士工作流程

1. 工作职责

(1)接受、观察、治疗、抢救、护理等。

(2)医嘱执行和观察记录的书写。

(3)院内感染预防。

(4)物资准备和监护仪设备的检查。

2. 工作流程

(1)接收患者。

(2)填写患者登记表、观察记录。

(3)观察、护理患者。

（六）出入苏醒室标准及流程

1. 患者转入标准

(1)麻醉结束后尚未清醒,或虽已基本清醒但肌力恢复不满意的患者的恢复。

(2)高龄、婴幼儿、危重和麻醉后生命体征不平稳的其他麻醉患者。

2. 患者入室的流程

(1)当天全身麻醉的手术患者,手术结束后由巡回护士、麻醉医师和主管医师一同将患者送往恢复室。

(2)恢复室护士提前检查好监护仪、呼吸机、吸引器、急救物品、抢救车等做好接收患者的准备工作。

1）接收未带气管导管患者：面罩吸氧,连接脉搏血氧饱和度、心电图、血压等。

2）接收保留气管导管患者：连接呼吸机（根据患者具体情况选择合适模式和呼吸参数）,连接脉搏血氧饱和度、心电图、血压、呼气末二氧化碳等。

3）巡回护士和麻醉医师一起与恢复室护士做好交接班登记,包括特殊病情、麻醉方法、手术名称、术中生命体征变化、失血量、尿量、输血量、液体量、皮肤情况并及时登记。

4）保证患者安全,约束好患者,严防坠床自伤。

5）根据医生医嘱用药、吸痰,密切监测,发现异常及时对症处理,并做好各种记录。

6）恢复室的患者每 10 min 记录 1 次,有特殊情况随时记录,记录到麻醉记录单或麻醉苏醒记录单上。

（3）气管拔管：气管拔管前,PACU 医师应了解患者气道情况,并做好再次插管的准备,拔管前充分吸氧,吸引气管内、口腔及咽部分泌物;拔管后面罩吸氧,监测 SpO_2 评估是否存在气道梗阻或通气不足的情况,对于某些特殊患者,可以考虑深麻醉状态拔管或咽喉部表麻后拔管。

没有单一的指征能保证可以成功地拔除气管导管,下列指征有助于评估术后患者不需要辅助通气。

1）PaO_2 或 SpO_2 正常。

2）呼吸方式正常。T 型管通气 10 min 试验表明,患者能自主呼吸,呼吸不费力,呼吸频率<30 次/min,潮气量>300 mL。单纯测定肺活量或最大吸气气压的价值有限,因为并不可靠。

3）意识恢复,可以合作和保护性吞咽、咳嗽反射恢复。

4）肌力完全恢复,持续握拳有力,抬头实验阳性。

（4）患者转出恢复室标准与流程：恢复室 Steward 苏醒评分达 4 分以上,特殊患者需血气指标正常,由护士向医生提出离室申请,麻醉医师签字确认,由手术医师和护士送回病区,与病区护士交接。病情危重者麻醉医师和手术医师、护士一起将其转到 ICU,与ICU 医生护士交接。

Steward 苏醒评分（表 11-9-1）,评分在 4 分以上方能离开手术室或恢复室。

表 11-9-1 Steward 苏醒评分表

清醒程度		呼吸道通畅程度		肢体活动度	
完全苏醒	2	可按医师吩咐咳嗽	2	肢体能作有意识的活动	2
对刺激有反应	1	不用支持可以维持呼吸道通畅	1	肢体无意识活动	1
对刺激无反应	0	呼吸道需要予以支持	0	肢体无活动	0

（5）日间手术（day surgery）患者的麻醉恢复：随着外科医疗技术的进步和医疗环境的改善,日间手术已发展为一种成熟的手术管理模式。日间手术具有明显缩短住院时

间、加快外科床位周转、降低院内感染、提高医疗资源使用效率的优势,已得到患者、医务人员及卫生行政管理部门的关注和肯定。由于日间患者住院时间短、流动性大、周转快,对麻醉和围手术期管理提出了更高的要求。相对于住院患者,日间患者手术后恢复有以下特殊性。

1)无明显心、肺、肾等基础疾病的患者在接受局麻或浸润麻醉的手术结束后恢复良好,且无外科观察项目,患者可以直接从手术间离开,不必进入麻醉恢复室。如果外科有需要观察项目,外科主管医师可与 PACU 医师进行协商判断后决定是否进入 PACU。

2)日间手术患者存在影响围手术期安全的基础疾病时,无论接受何种手术,原则上需进入 PACU 进行风险评估。全麻患者术后原则上需要进入 PACU 监护和恢复。

3)日间手术患者在 PACU 恢复时,需要依据情况适当延长恢复时间,在完全苏醒、生命体征平稳、能自行安全活动的前提下,建议能自行正常排尿、自行饮水无不适后方可离开。

(6)监护期间的探视及陪伴:在 PACU 探视中需要注意以下几点。

1)PACU 负责医师制定患者家属陪伴麻醉恢复须知,并贴在入口处。

2)患者家属进入 PACU 时,需按规定更换衣帽、鞋;同时不得携带相机做拍照等行为(图 11-9-2)。

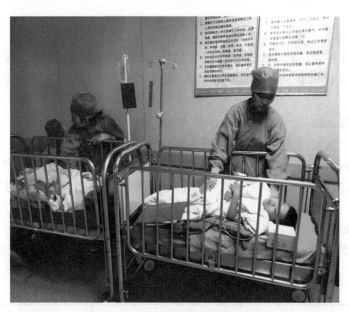

图 11-9-2　患者家属探视与陪伴

3)医务人员向家属交代注意事项,例如:叮嘱不得干扰其他患者恢复。

4)除非病情严重,小儿气管拔管后,原则上请家属陪伴后续恢复过程,PACU 应备有不同阶段儿童感兴趣的玩具。

5)PACU 医师应从有益于成年患者病情以及心理健康角度判断是否需要家属陪伴。

6)危重患者不需要医疗处置时,PACU 医师从患者最大收益角度判断是否安排家属陪伴恢复或仅进行探视。

7）危重患者需要进行医疗处置时,原则上不宜安排家属陪伴恢复,如果家属十分担心、焦虑,且外科医师判断探视不会对患者造成影响时,可以安排短暂探视。

六、麻醉重症监护室建设

ICU 是医院现代的重要标志,麻醉重症监护室(AICU)是麻醉工作过程中的重要组成部分;在麻醉科主任直接领导下开展工作。有别于医院其他 ICU,AICU 的主要任务是对围手术期,尤其是围麻醉期危重患者实施相对于 PACU 更高级别的监护治疗。

（一）宗旨和要求

AICU 的宗旨是对可能受益的患者提供高水准的医疗和护理服务,以最大限度地降低危重患者的死亡率和并发症。

（二）主要任务

AICU 的主要任务是对危重患者进行抢救和实施监测治疗,特别是在麻醉手术结束后,由于麻醉药物的作用,各种反射尚未完全恢复,对患者生理干扰较大或由于患者某些并发症,更需医护人员的精心监测、治疗和护理,以防止各种意外和并发症的发生。进一步保障手术患者的手术质量与安全,全面实现一站式危重手术患者术后管理方案。对围手术期危重患者进行术后集中监测和治疗。

（三）人员组织

AICU 由麻醉科主任直接领导,其医疗工作由 AICU 各级医师负责,护理工作在科主任和护士长领导下进行,可酌情配备治疗师,如呼吸治疗师等,各专科原管床医师应继续对转入 AICU 的患者负责专科管理。

（四）床位及设备

建立在 AICU 上,依据医院具体情况设立床位,一般 3～5 张,相对于 PACU 的设备,AICU 应具备更加齐全的监护和抢救设备。

（五）收治对象

麻醉手术后需要继续使用人工通气和麻醉手术期间发生严重并发症的患者,如心搏骤停、休克、心力衰竭、呼吸衰竭、大出血、严重过敏反应等。需严密监测治疗的、有生命危险的患者,如心肺脑复苏、呼吸衰竭、多脏器衰竭等。手术前已有严重的病理状况,在麻醉手术后需要继续加强监测治疗的患者,如高龄、各种心脏病、高血压、糖尿病、重要脏器障碍及其他严重疾病。

（六）适用范围与优势

AICU 适用于重大或新开展的大型手术。AICU 充分体现了麻醉医师围手术期管理危重患者的优势,使手术麻醉风险防范无缝对接到麻醉苏醒和重症监护状态,降低了危重患者院内转运风险,加快患者术后康复,降低患者治疗费用,保障患者围手术期安全。为围手术期危重患者提供及时、全面、系统、严密的监护和救治,成为加速康复外科(ERAS)的重要一环。

≫ 附录
医院手术部（室）管理规范

（试行）

第一章 总 则

第一条 为加强医院手术安全管理，指导并规范医院手术部（室）管理工作，保障医疗安全，根据《医疗机构管理条例》《护士条例》和《医院感染管理办法》等有关法规、规章，制定本规范。

第二条 本规范适用于各级各类医院。其他设置手术部（室）的医疗机构，参照本规范进行管理。

第三条 医院应当根据本规范，完善医院手术部（室）管理的各项规章制度、技术规范和操作规程，并严格遵守执行，加强手术安全管理，提高医疗质量，保障患者安全。

第四条 各级卫生行政部门应当加强对医院手术安全的管理工作，对辖区内医院手术部（室）的设置与管理进行指导和检查，保证患者安全和医疗质量。

第二章 基本条件

第五条 医院手术部（室）应当具备与医院等级、功能和任务相适应的场所、设施、仪器设备、药品、手术器械、相关医疗用品和技术力量，保障手术工作安全、及时、有效地开展。

第六条 手术部（室）应当设在医院内便于接送手术患者的区域，宜临近重症医学科、临床手术科室、病理科、输血科（血库）、消毒供应中心等部门，周围环境安静、清洁。

医院应当设立急诊手术患者绿色通道。

第七条 手术部（室）的建筑布局应当遵循医院感染预防与控制的原则，做到布局合理、分区明确、标识清楚，符合功能流程合理和洁污区域分开的基本原则。

手术部（室）应设有工作人员出入通道、患者出入通道，物流做到洁污分开，流向合理。

第八条 手术间的数量应当根据医院手术科室的床位数及手术量进行设置，满足医院日常手术工作的需要。

第九条 手术间内应配备常规用药，基本设施、仪器、设备、器械等物品配备齐全，功能完好并处于备用状态。

手术间内部设施、温控、湿控要求应当符合环境卫生学管理和医院感染控制的基本要求。

第十条　手术部(室)应当根据手术量配备足够数量的手术室护士,人员梯队结构合理。

三级医院手术部(室)护士长应当具备主管护师及以上专业技术职务任职资格和5年及以上手术室工作经验,具备一定管理能力。二级医院手术部(室)护士长应当具备护师及以上专业技术职务任职资格和3年及以上手术室工作经验,具备一定管理能力。

手术室护士应当接受岗位培训并定期接受手术室护理知识与技术的再培训。

根据工作需要,手术室应当配备适当数量的辅助工作人员和设备技术人员。

第十一条　洁净手术部的建筑布局、基本配备、净化标准和用房分级等应当符合《医院洁净手术部建筑技术规范》(GB 50333—2002)的标准,辅助用房应当按规定分洁净和非洁净辅助用房,并设置在洁净和非洁净手术部的不同区域内。

第三章　手术安全管理

第十二条　手术部(室)应当与临床科室等有关部门加强联系,密切合作,以患者为中心,保证患者围手术期各项工作的顺利进行。

第十三条　手术部(室)应当建立手术标本管理制度,规范标本的保存、登记、送检等流程,有效防止标本差错。

第十四条　手术部(室)应当建立手术安全核查制度,与临床科室等有关部门共同实施,确保手术患者、部位、术式和用物的正确。

第十五条　手术部(室)应当加强手术患者体位安全管理,安置合适体位,防止因体位不当造成手术患者的皮肤、神经、肢体等损伤。

第十六条　手术部(室)应当建立并实施手术中安全用药制度,加强特殊药品的管理,指定专人负责,防止用药差错。

第十七条　手术部(室)应当建立并实施手术物品清点制度,有效预防患者在手术过程中的意外伤害,保证患者安全。

第十八条　手术部(室)应当加强手术安全管理,妥善保管和安全使用易燃易爆设备、设施及气体等,有效预防患者在手术过程中的意外灼伤。

第十九条　手术部(室)应当制订并完善各类突发事件应急预案和处置流程,快速有效应对意外事件,并加强消防安全管理,提高防范风险的能力。

第二十条　手术部(室)应当根据手术分级管理制度安排手术及工作人员。

第二十一条　手术部(室)工作人员应当按照病历书写有关规定书写有关医疗文书。

第四章　医院感染预防与控制

第二十二条　手术部(室)应当加强医院感染管理,建立并落实医院感染预防与控制相关规章制度和工作规范,并按照医院感染控制原则设置工作流程,降低发生医院感染的风险。

第二十三条　手术部(室)应当通过有效的医院感染监测、空气质量控制、环境清洁管理、医疗设备和手术器械的清洗消毒灭菌等措施,降低发生感染的危险。

手术部(室)应当严格限制非手术人员的进入。

第二十四条 手术部(室)应当严格按照《医院感染管理办法》及有关文件的要求,使用手术器械、器具及物品,保证医疗安全。

第二十五条 手术部(室)的工作区域,应当每24小时清洁消毒一次。连台手术之间、当天手术全部完毕后,应当对手术间及时进行清洁消毒处理。

实施感染手术的手术间应当严格按照医院感染控制的要求进行清洁消毒处理。

第二十六条 手术部(室)应当与临床科室等有关部门共同实施患者手术部位感染的预防措施,包括正确准备皮肤、有效控制血糖、合理使用抗菌药物以及预防患者在手术过程中发生低体温等。

第二十七条 医务人员在实施手术过程中,必须遵守无菌技术原则,严格执行手卫生规范,实施标准预防。

第二十八条 手术部(室)应当加强医务人员的职业卫生安全防护工作,制订具体措施,提供必要的防护用品,保障医务人员的职业安全。

第二十九条 手术部(室)的医疗废物管理应当按照《医疗废物管理条例》及有关规定进行分类、处理。

第五章 质量管理

第三十条 医院应当建立健全手术部(室)的质量控制和持续改进机制,加强质量管理和手术相关不良事件的报告、调查和分析,定期实施考核。

第三十一条 医院应当建立手术部(室)质量管理档案追溯制度,加强质量过程和关键环节的监督管理。

第三十二条 各级卫生行政部门应当加强对所辖区域医院手术部(室)工作的检查与指导,促进手术部(室)工作质量的持续改进和提高。

第六章 附 则

第三十三条 本规范自2010年1月1日起施行。

参考文献

[1] 葛坚,刘奕志.眼科手术学[M].北京:人民卫生出版社,2015:1,393-396.

[2] 龚仁蓉,李继平,李卡.图解手术配合丛书[M].北京:科学出版社,2015:1-2.

[3] 王方.现代化洁净手术部工作指南[M].北京:北京大学医学出版社,2004:1-18.

[4] 吴素虹.眼科手术配合技巧[M].北京:人民卫生出版社,2014:1-6,244-260.

[5] 中华人民共和国国家卫生和计划生育委员会.医院洁净手术部建筑技术规范[M].北京:中国建筑工业出版社,2014:2-17.

[6] 张志敏,赵艳霞.手术体位的合理安置及并发症的预防[J].现代医药卫生.2015,27(4):601-602.

[7] 林桦,廖志玲.手术标本保管和送检流程在手术室安全管理中的作用[J].临床护理杂志,2014,8(4):53-54.

[8] 姜晓惠,林育民.手术清点制度管理的探讨[J].中国社区医师:综合版,2015,7(19):91.

[9] 陈风霞.国内护理人员法制教育的现状与措施[J].临床误诊误治,2018,21(3):9-10.

[10] 谢卫珊,李美清."零缺陷"服务管理理念在手术护理质量管理中应用[J].现代临床护理,2016,5(5):64-65.

[11] 陈树榕,曾梅菇,朱宇红,等.眼科显微器械的管理[J].全科护理,2013,11(28):2653-2654.

[12] 王少霞,钟凤兰,胡秀琴.智能器械回收信息系统在特殊时段器械交接管理中的应用体会[J].中国医疗器械信息,2021,27(3):160-162.

[13] 余艳芳.消毒供应中心实施细节护理对提高眼科器械灭菌消毒效果的影响评估[J].母婴世界,2020,(28):248.

[14] 卫晓,李妙甜.《眼科手术器械清洗及灭菌技术操作指南》在眼科器械管理中的应用体会[J].饮食保健,2019,6(27):276-277.

[15] 张青,黄浩.眼科手术器械清洗消毒及灭菌技术操作指南[M].北京:北京科学技术出版社,2016:74-79.

[16] 陈燕燕.眼科消毒供应中心相关知识问答[M].北京:人民卫生出版社,2020:24-47.

[17] 刘春英,王悦.手术室护理质量管理[M].北京:中国医药科技出版社,2018:21-46.

[18] 高兴连,田莳.手术室专科护士培训与考核[M].北京:人民卫生出版社,2019:19-25.

[19] 侯建萍,薛亮,张婷婷,等.专业核心能力训练在眼科手术室专科培训中的效果评价[J].山西医药杂志,2019,48(21):2681-2683.

[20] 冯新玮,焦桐,孙育红.手术室护理人员科研能力及其影响因素分析[J].护理管理杂

志,2015,15(10):732-734.

[21]应利平,李秀,程小丽.手术室护士能力素质模型的构建研究[J].中华现代护理杂志,2020,26(33):4674-4677.

[22]魏小燕,秦琼.手术室专科护士培养方法研究进展[J].当代护士(中旬刊),2018,25(11):8-10.

[23]郭娜,吴欣娟,张红梅.多领域多层次的护理科研人才培养[J].中国护理管理,2007,7(1):47-48.

[24]毛向英,张平,汪涓.实习男护生职业生涯规划状况调查分析[J].护理管理杂志,2021,12(8):508-583.

[25]黄奇,王俊娜,张洋,等.职业生涯规划与管理对护士职业发展影响的研究[J].中国护理管理,2018,18(1):73-77.

[26]杨爱花,金丽芬,梁会.国内外护士职业生涯规划管理的研究进展[J].护理研究,2018,32(10):1514-1516.

[27]林岩,潘丽芬,谭淑芳,等.手术室专业护士分层级核心能力培训阶段性效果评价[J].护理学报,2010,17(3):25-27.

[28]李智益.浅谈信息化网络技术在医院管理中的应用[J].科教导刊:电子版,2017,2:144.

[29]韩强,乔超.信息化管理系统在手术室手术护理管理中的应用[J].河北医药,2019,41(23):3673-3675.

[30]赵刚,王能才,韦哲,等.基于5G的移动通讯技术在远程医疗中的应用[J].中国医学装备,2020,17(10):8-11.

[31]聂良辉,刘向峰,程博.医院开展手术直播的意义及架构探讨[J].中国医疗器械信息,2019,25(19):53-54.

[32]居健,李涛,李伟.远程手术示教系统在我院的构建与实现[J].医疗卫生装备,2011,32(9):29-30.

[33]陈桂霞."G+OEC"护理管理模式对提高门诊手术室护理管理质量的影响[J].国际护理学杂志,2021,40(1):7-10.

[34]杨兰,施丽,王颖,等.PDCA循环结合细节护理提高门诊手术室安全管理质量的效果[J].中华现代护理杂志,2021,27(2):272-275.

[35]张方.门诊手术室交叉感染的风险因素分析及其防范对策[J].抗感染药学,2018,15(2):282-283.

[36]安晓婷.浅谈门诊手术室管理与医院感染控制[J].河南职工医学院学报,2011,23(4):503-504.

[37]李慧超.优质护理在门诊手术室护理中的应用效果[J].中国继续医学教育,2021,13(5):177-180.

[38]李凤鸣,谢立信.中华眼科学[M].3版.北京:人民卫生出版社,2014:1407,1552-1554.

[39]ALHASSAN M B,KYARI F,EJERE H O. Peribulbal versus retrobulbar anaesthesia for

cataract surgery[J]. Cochrane Database Syst Rev,2015,(7):CD004083.

[40]李红旗,林洪启,孟凡民,等.七氟醚与丙泊酚复合瑞芬太尼在小儿斜视矫正术麻醉中的应用比较[J].山东医药,2014,(44):79-81.

[41]胡兰,林静,何伟.局麻辅助镇静镇痛药物在斜视手术中的疗效观察[J].中国斜视与小儿眼科杂志,2017,25(4):17-19.

[42]刘艳,刘红,刘睿,等.球后麻醉在非定量斜视手术中的应用[J].中华眼视光学与视觉科学杂志,2012,14(1):56-58.

[43]徐颖,杨士强,赵堪兴,等.改良 Tenon 囊下麻醉在水平斜视矫正术中的应用[J].中华眼科杂志,2015,51(10):778-780.

[44]李绍珍.眼科手术学[M].2 版.北京:人民卫生出版社,1997.

[45]KONTOES P.眼整形的新技术——从掌握手术技巧到避免并发症[M].张亚洁,杨小顺,译.北京:北京大学医学出版社,2018.

[46]TYERS A G,COLLIN J R O. Colour Atlas of Opthalmic Plastic Surgery[M]. 3rd ed. Philadelphia:Elsevier Ltd,2008.

[47]谢柏梓.麻醉手册[M].2 版.北京:人民卫生出版社,1990.